シリーズ
考える杖

ウンコ・シッコの介護学

―排泄ケアこそ尊厳を守るケア―

三好春樹

円窓社

介護者は考える杖である

新装版によせて

出版されてから十四年目に、ソフトカバーの新装版として再出発することになった。『関係障害論』に続く、「考える杖」シリーズとしてである。

認知症への医療的アプローチの失敗が明らかになり、介護、それも排泄ケアが最大のポイントであることが認知され始めた。そうした時代がこの新装版を後押ししてくれている。

認知症と共生していくための一冊として読まれることを期待したい。

かつて、介護とは「ウンコ・シッコ」の世界であった。「オムツ交換」という後始末が介護職の第一の仕事だったのだ。介護の場を生活の場にしよう、という現場の試みは、離床から始まり、遊びリテーション、積極的外出、そしてオムツ外し、機械浴からの脱却などをつくり出してきた。

介護保険に伴って、介護は特殊な世界ではなく、市民たちが参加し、発言する世界になった。それは悪いことではない。しかし現在、介護に起こっていることは「上げ底化」ではないのか、と私は危惧している。人権とか、人間の尊厳なんて大仰なことばが飛び交う中で、介護が地に足をつけるためには、「ウンコ・シッコ」に帰ることだと思う。もちろん、「オムツ交換」という後始末ではなくて、生理学的ケアとして。そして、「ウンコ・シッコ」から介護の人間観を問い直すべきではないか。

この本は、二〇〇四年の春から夏にかけて、とうきょう地域ケア研究会の定例会で四回にわたって話させてもらったものをベースに、大幅に加筆・修正したものである。介護現場に伝えたいことがある、という私の思いが表れていればなによりである。

二〇一九年一〇月一〇日

三好春樹

本書は２０１９年10月、雲母書房より刊行された原本に修正を加えず復刊したものである。

ウンコ・シッコの介護学

目次

第Ⅱ部　後始末から排泄ケアへ

第Ⅲ部　生理学的排泄ケア

第1部　排泄ケア——前夜

第一章　オムツが当たり前だった時代

職歴は六・三制

私は、これまで介護の仕事をしようとか、リハビリをやろうとか思ったことは一度もありませんで、この世界に入ったのは全くの偶然でした。わけあって高校中退で、学歴がないものですから、就職先が定まらずに職を点々としていました。当時は、大変景気のいい時代で、就職口はいくらでもあったのですが、自分と合う仕事がなかなか見つかりませんでした。

学歴がない代わりに体力があるかというと、それもありませんし、忍耐力はもっとないものですから、大体一つの職場が六カ月しかもたない。なんで六カ月かといいますと、これには理由がありまして、六カ月勤めると、失業保険を三カ月もらえました。ですから、一八歳から二四歳までの六年間を、六・三・六・三と「六・三制」でわたっていました。

珍しく一年半続いた仕事がありました。運送会社の現場事務という仕事です。一年半勤めると、失業保険は七カ月もらえます。しかも、当時はボーナスまで全部算定基準に入れてくれましたから、ボーナスをもらってから辞めると、以後の七カ月間は一カ月分の給料がまるまるもらえます。

そろそろ辞めたいなあ、と思っていたころでした。知り合いの牧師がやって来て、こう言いました。「教会で運営している特別養護老人ホームというものがある」。特別養護老人ホームという言葉を聞いたのは初めてでした。三〇年も前ですから、まだ誰も知らなかった。特別って、特別に給料がいいのだろうか、なんて思ったのをいまでも覚えています。

「寮母が腰を痛めて辞めたり休んだりして、人手がなくて困っている。誰か寮母になりたいという女の人を知らんか」と言うのです。私がつい、「男じゃダメですか？」と聞くと、次の日、園長がわざわざ家まで訪ねてきて「力仕事があるから、若い男性が来てくれると、こんなありがたいことはない。困り果てているから、明日からでも来てほしい」と言われました。頭を下げられたのは初めてでした。明日からというわけにはいきませんでしたが、さっそく運送会社に辞表を出して、失業保険はどうなるんだと思いながら、辞めた次の日から特養勤めが始まりました。

一週間で人生観が変わった

それまでいろんな仕事をしてきました。パチンコ屋の店員、家具屋の店員、ミシンのセールスなどです。私はセールスをやったおかげで、「向こうから売りに来るものは買わない」というのが生活信条になりました。いまどき生命保険に入っていないという人も珍しいと言われますが、必要なものは自分から買いに行きますから、向こうから売りに来るものは、大体必要のないものだということが大変よくわかりました。

それにしても、介護の仕事は初めてでした。まず、施設の場所がへんぴなところで、広島から西へ二〇キロのところ、一日三本しかないバスの終点から、さらに一五分ぐらい登った山の中腹にありました。街中に施設をつくらせてくれなかった時代です。

宮島を見下ろす大変景色のいいところでしたが、キリスト教が運営しているというのに、山の名前が「極楽寺山」です。毎週火曜日には教会の牧師がやって来て、老人を集めて讃美歌を歌わせて、お説教をして帰ります。でも、聞きに来るほうはみんな浄土真宗ですから、数珠を持ってやって来まして、「今日のお説教どうだった？」と聞くと、「ありがたい話を聞いた。ナンマイダブ、ナンマイダブ」と言って帰って来るという、大変奇妙なところでした。

私は核家族のひとりっ子で、それまで老人と話をしたことがありませんでした。それが突然、五〇人の老人を相手に仕事をすることになったのです。五〇人全員が同じ顔に見えました。じいさんとばあさんの区別がつかない。この人じいさんかな、ばあさんかな、女性の部屋だからばあさんのはずだけど、と思ったら人数の調整でじいさんが入ってた、なんてこともありました。

一週間で人生観が変わりました。人生って、決められたレールのようなものがあるとどこかで思っていました。いい大学を出て、いい会社に就職して、結婚して、子どもをつくって、家を建てて、立身出世して、定年を迎えるころにはかなり人間ができていて、孫に囲まれて過ごしているうちにだんだん人間が完成していく。これが人生だと思っていました。

年をとって人格が完成するなんてことはない、ということが大変よくわかりました。

完成するどころか、年をとればとるほど個性が煮詰まるばかり。中には焦げ付いた人も何人かいて、これがまた、なかなか味があっておもしろい。

私は高校中退でしたから、レールから外れたと思っていました。でも、老人を見ていたら、外れたも何もない、もともとレールなんてなかったのです。行き着くところも、行き着く過程も、みんなばらばら。「ああ、そうか、若いときから好きなように生きればいいんだ」という開き直りができて、それからの人生が随分楽になりました。

介護職から嫌われない条件

同時に、老後のためにお金を貯めておこうという気持ちも、きれいさっぱりなくなりました。まだそう思っている人がいるかもしれませんが、あれは無駄です。金持ちとか、社長とか、先生だった人が、介護職から一番嫌われています。それはそうでしょう。いまは要介護老人なのに、昔社長だったとか威張られても、介護職はいい気持ちはしません。

将来、体が不自由になって介護を受ける身になったとき、介護職から嫌われない条件は二つしかありません。ここはぜひ覚えていただきたい。一つ目は体重が重くないこと、二つ目は根性がひねてないこと。この二つだけです。いくら財産を持とうが、地位や名誉があろうが、先生と呼ばれようが、人生最後に問われるのは、人柄と体重だけ。しかも太っている人に、あまり根性の悪い人はいませんから、「うまくしたもんだな、人生は」という感じがします。

こんな世界があるとは思ってもみませんでした。何しろ就職したその日の午後から、特浴介助でした。研修は一切なしです。研修しようにも、介護の教科書がまだ一冊もありませんでした。就職した次の年かその次の年に、『老人ホーム職員ガイドブック』（全国社会福祉協議会）という分厚い本が出て、職員全員、給料天引きで買わされたのを覚えています。大学の有名な先生方が、ずらりと名前を並べて書いている本でしたが、現場ではちっとも役に立ちませんでした。

大変景気のいい時代でしたから、すき好んで特養に就職しようなんていう人もいませんでした。もう来てくれれば誰でもよかった。いまみたいに、若くて、資格も持っていて、明るくて、なんていう採用条件はありません。厳密には一つだけ、腰が丈夫という条件があっただけです。介護福祉士はいませんでしたが、力まかせで仕事をする、介護力士が仕事をしていたという、そういう時代でしたから、私でも入れたわけです。とにかく男手が入って来たというので、すぐに特浴の介助に入りました。

介護ではなくて作業

うちの施設は五〇名定員でしたが、五〇人中、特浴が三六人いました。一般浴は一四人で、三割未満です。それもそのはずで、温泉の大浴場みたいなお風呂しかありませんでした。バリアフリーで、段差がないほうがいいだろうと思ってつくったのでしょうが、あんな入りにくいお風呂はありません。

だって、お風呂に入るのに、床にしゃがまなければいけないし、お風呂から出るときは、床から立たなければいけない。床に座ったり、立ったりを楽にできるような人は特養には入ってきません。だから、せっかく広いお風呂があっても、みんな怖がって沖のほうまで行かずに出入口にかたまるから、介助が大変になるだけでした。

引っ張り出そうと思うと、自分もお風呂の中に入らなければいけないので、介護職はみんな短パンです。今日はお風呂当番というと、みんなリポビタンDをグイッと飲んでいました。でも、どこの施設もそんなお風呂でした。いまでも、新設の施設がこんなお風呂をつくっているのには呆れてしまいます。

一生懸命、自立させようと思って頑張っても一四人までで、残りの三六人は特浴でした。ストレッチャーに乗せて風呂場まで運び、そこから風呂場のストレッチャーに移す。当時は手動式で、回すと降りて来て、お湯の中へ入れます。出るときは、今度は反対に回してお湯から上げて、「天ぷら挙げ機」で三六人をつり上げる。これを週に二回、全員お風呂に入れるということになると、月曜から土曜まで毎日風呂入れです。午後からこれだけの人数を特浴介助すると、これはもう介護とは呼びがたい。

介護というのは山田さんの入浴ケア、田中さんの入浴ケアというふうに、個別でやるものです。最近面会がなくて、ちょっと落ち込んでいるから、お風呂に入って冗談でも言い合いながら笑顔を出そうとか、裸のときに皮膚の様子でも見ようかとか、そういうのが入浴ケアです。

午後から十数人入れるのは、これは作業です。作業になると、固有名詞が消えて、数字になります。いま九人目で、次に一〇人目が来た。一一人目が待ってる。一人何分で進行しないと、時間までに終わらないという意識が常に頭にありますから、いま三分三〇秒遅れている、なんてつい考えてしまう。「ゆっくり入っていいのよ」と口では言いますが、言葉だけです。本当にゆっくり入っていると、「早く出ないと、体に悪いわよ」なんて言う。それでも出ないと、熱いお湯を足して追い出すという、そういう自己嫌悪を感じるような仕事をしていました。

病院をモデルにした老人ホーム

お風呂と同じく、オムツの利用者がやはり三六人いました。何とかトイレとポータブルトイレに行ける人は一四人です。当時の特養では、ごく普通の平均的な数字だったと思いますが、うちの施設もご他聞に漏れず、という状況でした。いまだにそういう施設があるとなると、これはちょっと問題ですが、当時はそれが当たり前でした。どうしてかというと、病院をモデルにして特養ホームをつくっていたからです。ほかに見習うものがなかったので、設計から何から、とにかく病院を真似た。当時の特養は、ほとんどが八人部屋でしたが、うちの施設は六人部屋だというだけで、画期的だと言われた時代です。

介護の方法論というのがまだどこにもなかったので、これはどうしたかというと、やはり病院に習いました。病院の看護、つまり「安静看護」に習ったのです。安静看護というのは、重病人や、病気で倒れて、ベッドの上でおとなしく上を向いて寝ている、ということを前提にしてつくられた援助体系、技術体系です。これを特養ホームに持ってきたのです。まだ特養は県下で数えるくらいしかありませんでしたが、実習というと、みんな病院に行かされました。そこで排泄ケアだとか何だとかを習ってくるのです。

病院では、上を向いて寝ているというのが患者さんの仕事です。変にゴソゴソしたり、ベッドから出ようなんていうのは、患者としての役割を逸脱しているわけです。すなわち、それは問題行動ですから、上を向いてじっと寝ていて、医者や看護師の言うことをちゃんと聞いて、治療を受ける対象、看護してもらう対象になる、これがいい患者さんです。したがって、排泄ケアというものは存在しなかった、と言っていいだろうと思います。二つに一つ、トイレに歩いて行けない人はオムツです。

私たちが実習に行った病院もそういう状況でした。歩いてトイレには行けないけれど、ベッドサイドのポータブルトイレなら行けるという人が何人かいましたから、

「ポータブルトイレは使わないんですか？」と聞くと、婦長が「使いません、不潔ですから」と言ったのをよく覚えています。

オムツをするほうが不潔です。清潔か、不潔かという基準が老人ではなくて、病院の床や壁なのです。老人の肌に直接、糞便が当たっているほうがよっぽど不潔だと思います。

それはあんまりだということで、うちの施設は二つではなくて、三つのケアの段階をつくっていました。歩いてトイレに行けるか、ベッドサイドのポータブルトイレなら行けるか、オムツにするか、という三つの段階ができていました。

トイレといっても、部屋についているのではなくて、廊下に二カ所くらいしかありません。さらに男女に分かれていて、男性用の便器だけは三つもあったりします。男性の入所者なんて一割か二割くらいですし、歩ける人もせいぜい一人か二人ですから、職員と共用の一個で十分なのに、つくるときには、そういうことがわからなかったわけです。トイレまで遠いですから、歩いていける人は数が知れていて、残りは何とかポータブルトイレ、あるいは昼間はトイレに行くけれど、夜だけはポータブルトイレという人が何人かいるという状況でした。

ポータブルトイレは介護用品ではない

この、ポータブルトイレを使いこなせる人は少ないです。どうしてかと言うと、そもそもポータブルトイレというのは介護用品ではありません。いまではよく知られていますが、あれは誰が使うことを目的につくられたかというと、釣り船や工事現場用につくられたものです。若くて肉体労働をしている男性とか、釣りに行くような男性が対象です。

だから、まず高さが中途半端です。一番シンプルなポータブルトイレで、床からシートまで大体三五～三六センチくらい。普段みなさんが座っている椅子が、シートまで大体四二センチですから、それに比べると六～七センチ低い。われわれがこの椅子から立つのは簡単でしょうが、力が弱った老人や、障害を持った老人が使うとなるとどうでしょう。トイレに歩いていけない人が使うわけですから、立てるわけがありません。しかも台形です。

人が立ち上がるときは、足を前に出したままでは立てないから、足を引いて立ちます。ところが、これは足が引けません。洋式トイレを見ると、必ず足が引ける構造になっています。このポータブルトイレは全く逆の構造ですから、弱っている老人がこの体勢から立てるわけがない。そんな介護用品でもないものを介護に使い始めたのです。

これをつくった会社の人に「何でこういう格好にしたんですか?」と聞くと、「いや、ポータブルトイレというくらいですから、持ち運びできることが前提なので、とにかく軽くつくらなきゃいけない。軽くしようとすると、どうしても不安定になるから、安定をよくするためには台形にせざるを得ないんです」と言うわけです。「何で高さを三五センチにしたんですか?」という質問には、「それは、中に入れるバケツの大きさで決めました」という話でした。つまり、障害者用につくったわけではない。これはつくった人が悪いのではなくて、これを介護用に使っているわれわれが悪いということです。

実際にこれを使っているおばあさんを見ていますと、立ち上がるときが大変です。足を手前に引けないから、まずガニ股でトイレを挟む。いいほうの手で床を押しながら立とうとしますが、脳卒中片マヒの人は片手で押しますから、お尻が浮いた瞬間、手の力でトイレごとひっくり返してしまう。座るときならまだいいのですが、終わってからやるものですから、それはもう修羅場です。お嫁さんが、「やっぱりおばあちゃんには、こんなもの危なくて使わせられないわ」と言って押入れにしまい込んで、またオムツにされたなんて話はいっぱいありました。

プロはこういうものは使わないでください。いまだにこういうのを貸し出したり、施設の備品で使っているところはないと思いますが、もしあったら、「このトイレで骨折して、入院して亡くなって、家族が裁判でも起こしたら、町長とか施設長は有罪ですよ！」と言って脅して、ちゃんと介護用のものを入れてもらいましょう。一番立ち上がりやすい高さに調節できて、足が引ける構造になっていて、ちゃんと手すりが付いている、安定のいい、介護用品としてつくられたものが、いまはいっぱいありますす。もうあれは使わないようにしなきゃいけないのですが、当時は、まだそういうことがわからなかったから、便利なものがあるからといってスーパーで買ってきて、これを使えと言われても、老人は怖かったと思います。だけど、オムツをされるのはもっと嫌だから、みんながんばって使ってくれていたのでしょう。

「一日四回のオムツ交換」は三〇年前よりひどい

オムツ交換というのは、入浴介護と並んで、特養の職員の一番エネルギーの要る仕事になります。しかも当時、オムツは定時交換でした。介護職以外の方や、最近の若い介護職は知らないかもしれませんが、一日のうち、オムツ交換をする時間が決まっていることを「定時交換」といいます。ひどいところでは、一日に四回という施設もあって、なんとかオムツ交換の回数を増やしたい、というのが熱心な介護職の願いでした。何しろ、老人たちは尿や便が出たまま、長時間待たされなければいけなかったのです。

現在では、「吸収のいいオムツだから、オムツ交換は一日四回でいい」なんていうオムツ屋のセールストークにひっかかって、「四回だ」と開き直っている介護職がいるのですから、ケアのレベルが三〇年も昔に戻ってしまったという気がしてしまいます。

しかも当時は、このオムツが、何とも画一的でした。もちろん、いまみたいに紙オムツはありませんから、全部布オムツです。当時、在宅で家族が看ているケースでよく使われていたのが「ネル」という布オムツでした。若い人は知らないでしょうが、「ネル」というのは色の黒いオムツです。あれが一番いいと言われていて、けっこう軒に干してあったりしました。特養ホームではさすがにネルは使わなくなっていましたが、それでも近所の人が、「特養に寄付します」なんて持ってくるのです。箱いっぱいの「ネル」がやって来ますから、みんな「どうするよ、これ」なんて言って、雑巾がわりに使ったりしていました。

当時、布で一番高価で吸収がいいのが「ドビー織り」といって、単価は高いけど、それでいいケアができるなんて言われて、どこの施設でも使っていました。これにオシッコを染み込ませるわけですが、尿の量というのは多いですし、ときには大も出るわけですから、外に漏らさないためには、布だけではダメで、オムツカバーが必要でした。最近のいいケアをしている施設では、オムツカバーの存在を知らないという介護職が増えてきまして、これもだんだん過去のものになりつつあります。けっこうなことだと思います。

オムツカバーというのは、老人のためにあるのではありません。布団を汚さないため、シーツやマットに尿が漏れないようにするためにくるむものです。昔のものはテント地でできていました。しかも全部フリーサイズでしたから、全員が着けられるようにするためには、オムツに老人の体を合わせなければいけない。昔の陸軍みたいなもので、靴を支給されて「合わない」と言うと、「靴に足を合わせろ」と言われたといいますが、そんな感じです。しかし、一番の問題は、病人用であるということです。病人用ということは、先ほども言ったように、ベッドで上を向いてじっと寝ているということを前提にしたものです。

オムツで寝たきり、そして呆けへ

「病気」と「元気」という二元論がありました。人間の種類を、この二つに分けて考える。実はいまでもそうだから困っているわけですが、元気で自立している人か、病人か、そのどちらかに人間を分類します。病人に対して何をしてあげればいいかというのは、みんなわかります。いい医療をしてあげて、安静看護をしてあげればいいとわかる。だけど、この二元論が崩れて、元気と病気の間のグレーゾーンに、老人やら、軽度の障害やら、慢性疾患やらがいっぱい入ってきた。それなのに、いまだに思考方法が二元論だから、これが問題なのです。

当時は典型的な二元論でしたから、オムツは病人用しかありませんでした。病人は、上を向いてじっとしているだけですから、いちいち体型に合わせなくてもいいという考え方だったのです。もちろん、起きたり、立ったり、歩いたりするということは考えられていません。そんなことは、してはいけない行為だったからです。

起き上がるとオムツが邪魔しておなかが苦しいので、老人は寝ているよりほか

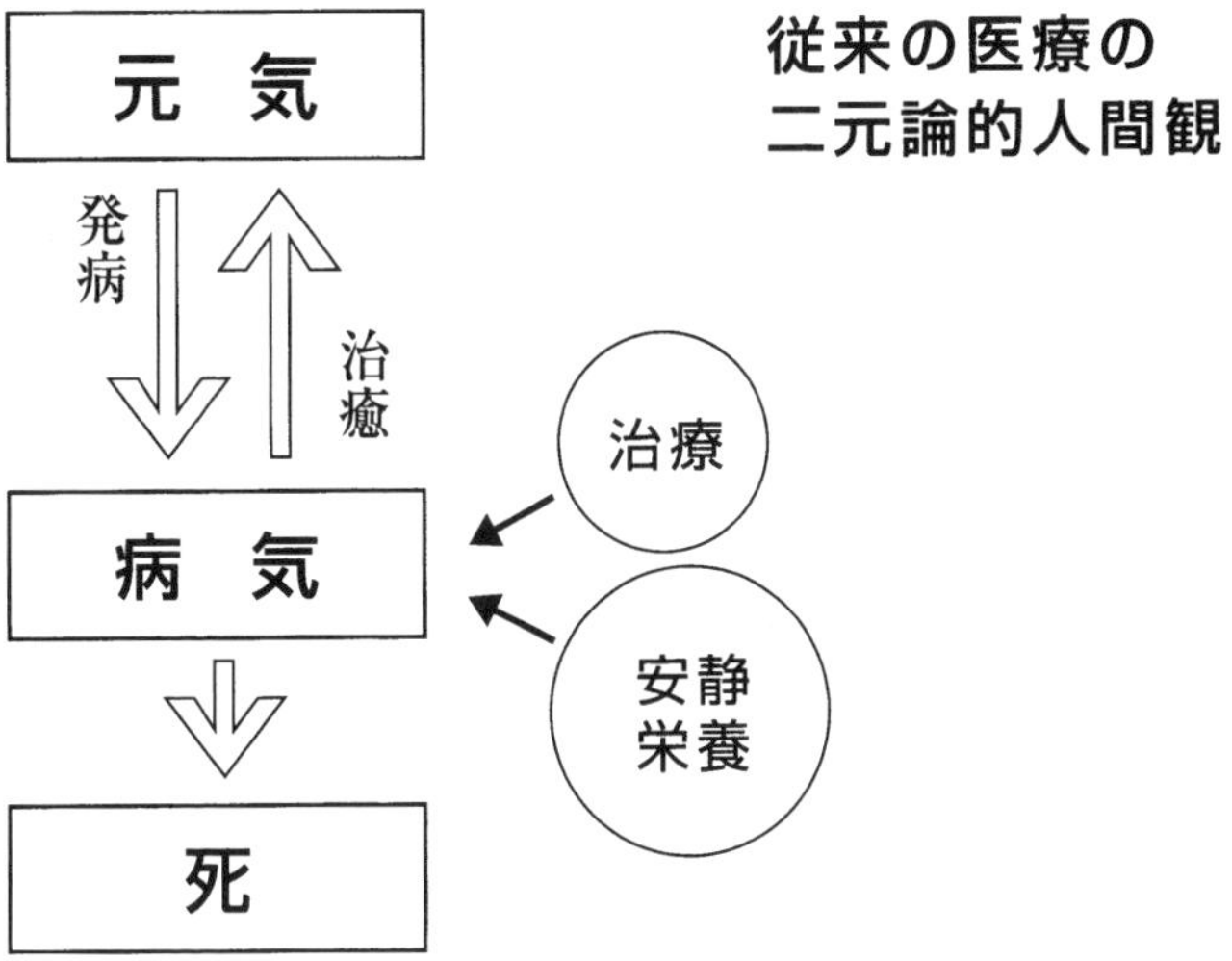

ありません。足を下ろして立とうとすれば、オムツがストンと落ちる。立つことを前提につくられていませんから、ギャザーなんてものもありません。一回でもお漏らしをすると、オムツを当てられて寝たきりになってしまう人がいっぱいいて、二年もすればほとんどが呆けになっていました。寝たきりと呆けはセットになりますから、あっという間に呆け老人がつくられた、というのが当時の状況でした。悲惨な話です。

うちの施設は、当時としては珍しく、社会福祉の大学院を出た人が施設長をやっていました。それから、私が入ったために主任生活指導員に昇進した年上の女性がおりまして、こちらも同じ大学で、ケースワークを専攻していました。血液型はB型で、あだ名が「便所の一〇〇ワット」、無駄な明るさという意味です。本当に明るい人で、「いい性格だなぁ」と思いましたが、一日付き合うとちょっとくたびれる。陰がないといいますか、そういうタイプの人でした。

当時は、大学で福祉を専攻した人が現場に来るような時代ではありませんでした。せいぜい県の社会福祉協議会あたりで、研修の計画を立てたりしているくらいのものでした。そういう人が現場にいるという、大変珍しい、ちょっと開かれた施設だったように思います。

寮母長は、クリスチャンで真面目です。資格なんて持っていませんでしたが、放っておいても医学や福祉の勉強をちゃんとして、バイスティックの原則が白衣を着て歩いているような人でした。若い寮母が休むと、自分が代わって夜勤に入り、疲れ果てていても、老人の前では嫌な顔ひとつしないという大変な人格者です。

園長は、障害福祉をやっていた人で、老人に対しても、何かしてあげる対象というよりは、できれば自立をしていただこうという考え方を持っていました。当時としては非常に斬新で、「寝たきりにしない」ということを最初から大方針にしていました。他にもいくつか方針がありまして、そのうちの一つは、「家庭的な雰囲気を目指さない」ということです。そんなのは欺瞞だし、無理だ。その代わり、家庭にはないよさを、集団生活でしか味わえないよさを、ちゃんと実現していくんだということを、最初に教えてくれた人でした。

施設のユニットケアなんて、欺瞞に過ぎません。家庭的ケアを目指すなんて、そんなことは無理です。むしろ、施設のよさを手放そうとしているような気がしてしょうがない。だから、三〇年前に比べると、いまのほうが遅れている気がします。

ユニットケアという幻想

ユニットケアのように、厚労省に振り回されたくない方は、『ユニットケアという幻想』（雲母書房）をぜひ読んでください。高口光子という人が書いた本です。この高口光子という人は、本当によくしゃべります。仕方ないね、苗字に口が三つも入っているという人ですから。

彼女は、私と同じＰＴですが、病院のＰＴ課長を辞めて、特養の寮母長になります。いまはフリーの介護アドバイザーとして、介護を知らない老健施設を変えていくというこをやっています。この本の最後で、彼女と私が対談をしています。人の本音を引っ張り出すのと、人の弱点を見つけるのがすごくうまい人で、つられてかなり本音をしゃべらされました。これがものすごくおもしろい対談になっていまして、もちろんいまの厚労省に対する根底的な批判だとか、それに振り回されている現場の情けなさや、現場がちゃんと自立しようということを書いています。

ユニットケアをやるにしてもやらないにしても、これを読めばスッとします。どっちでもいいやということがよくわかる。現場のやるべきことは、介護の中身をしっかりやるということで、形なんかどうだっていいのです。

「介護目標、体重減少」そう言ってる介護職が太っている

お漏らしがあるくらいで、オムツを着けて寝たきりや呆けにしたくない。素人ばっかりで、具体的なケアの方法なんて持っていませんでしたが、オムツでも、とにかくベッドから離れて歩いてもらおう、うちの施設でもそういうことをみんなでやろう、ということにだんだんなってきました。

そのためにどうしたらいいかを話し合った結果、腰ヒモをちゃんと締めようということになりました。オムツ交換が終わった後に、何々さんと何々さんはキュッと締めて、ちゃんと立って歩いてもらおう。そういうことを、当時はケース会議なんてありませんから、寮母さんたちは昼飯を食べながら、みんなで話し合いました。

介護職の職業病というのは、弁当を食べながらウンチの話ができるということです。あれは家庭には持ち込まないほうがいいです。もう一つあります。職場で温泉旅行な

んかに行くと、旅館でご飯を食べ終わるやいなや下膳を始める、というのが寮母の職業病です。今日はオフだからいいじゃないかというのに、放っておけないのでしょうか、終わるとすぐにパッパッと集めます。仲居さんが来たときにはもう下膳が終わっているので、びっくりされます。あれもちょっとどうかと思います。

今田トワ（仮名）というおばあさんがいました。寮母さんが二人がかりでオムツ交換をした後、ウエストをキュッと締めて、「さあ、今田さん、歩きましょう」と誘いました。太っているおばあさんでしたから、膝が痛むのです。後になって、水が貯まって歩けなくなるのですが、そのときは何とか歩いていました。このトワさんが、廊下の隅のほうで、「おーい、助けてくれ！」と叫んでいる。「どうしたの？」と駆け寄ると、オムツが外れて足に絡みついて動けなくなっていました。

そこでまた、昼飯を食べながらケース検討会です。オムツが外れて絡まる、危ないからあれをどうにかしよう。どうにかしようと言っても、ウエストがないですから締めようがない。出てきた介護方針は何かというと、問題点↓肥満、介護目標↓体重減少。でも、そう言っている寮母がみんな太っている。若い者にもできないことを、八〇歳を過ぎた老人に要求すること自体、間違っています。でも、いまだに老人保健施設ではそんなことをやっているのです。

　ある老健を見に行ったときの話ですが、外見はものすごく立派で、玄関なんかも大理石でできています。職員も滑るというのだから、危なくてしょうがない。夜になるとライトアップするものですから、間違えてカップルが入ってくるそうです。食堂もヨーロッパ製の家具をビシッとそろえて、「このソファはイタリア製だ」とか自慢する。どうせすぐ小便するのにね。椅子も猫足の立派なもので、とても田舎の老人には似合わない。似合わないだけならいいけど、テーブルと椅子が全部西洋人の仕様です。車イスのおばあさんを連れてきて座らせるのですが、前から見たら生首が並んでいる状態です。

　テーブルの足を切って低くしてくれと言うと、こんな立派な猫足を切ってどうするんだと怒られる。これでは、老人のための施設ではありません。老人が主体になっていない。老人を材料にして、自分たちのセンスを自慢しているみたいな、そういう施設が多過ぎます。

　施設につける名前も、英語とか、フランス語とか、ドイツ語とか、自分の趣味でつけています。そこに住んでいる老人が、自分がどこにいるのか言えないような名前では困ります。「何とか荘」とか、「何とか園」くらいがちょうどいい。そういうところで個性を出そうとするのが、ちょっと悲しいというか、老人を主人公だと考えていない証拠だという気がします。

みつばちマーヤの大群

そんな老人保健施設では、ほんとうに「体重減少」をケアプランにしたりします。そもそも八〇歳のおばあさんに、いまから食生活を変えろといっても無理です。食生活がよかったから八〇歳まで生きてきたわけです。むしろ、食生活を変えないようにしてあげなければいけないくらいですから、これは諦めるしかない。

肥満の話に戻りますが、おやつを食べさせないようにしようとか、いろいろやりました。それでも体重は増え続けます。よく見ていると、ちゃんと密輸ルートがある。夜、人がいないときに、家族にちょっと置いていけとか言っている。それも取られると、今度は同じ部屋の人で、一番立場の弱い老人の家族が面会に来たときに、「いつも私が面倒を見ているのよ」とか言いながら、お金を渡して買ってこさせて食べているのです。それさえ取り上げられると、今度は人間関係が悪くなります。「ここには泥棒がおる。看護婦は泥棒で、寮母はその手先だ」なんて言い出す。そうなると、かえってストレスが増すから、やせるわけはありません。悪循環になるだけですから、そういうこともさんざんやってダメだということで、諦めました。

苦心の末、出てきた介護方針は何だったかというと、「もっと強く締めよう」、これだけでした。さっそく、その日の午後のオムツ交換が終わったあと、両側から二人で強く締めたら、寝たまま、ワーワーワーワーと一生懸命に叫ぶので、「何？　はっきり言ってごらん。どうしたの？」とよくよく見ると、二本のオッパイを下に入れたまま、上から締めていました。これは痛い。あわてて外して、出したオッパイを三枚に畳んで、昔の人はブラジャーはしないですから、さらしを巻いて、もう一回キュッと締め直すなんてことがありました。

最後は、私の案が採用されました。どうしたかというと、ズボン吊りを家から持ってきて、これをオムツ吊りにして歩かせたら、うまくいきました。さっそくズボン吊りの大量購入です。だから、うちの施設の廊下は、ズボン吊りをつけた「みつばちマーヤ」の大群がウロウロしているという状態になりました。

オムツを前提にしたままで、できるだけ寝たきりにならないようにしよう、という試みが起こってきたわけですが、それはいま思えば、非常に過渡期だったという気がします。オムツそのものについては、まだそんなに疑っていませんでした。

第二章　なぜ介護が必要になったのか

「病気と元気」という二元論の崩壊

これまでのところを整理してみましょう。いわば介護のなかった時代というのは、人間観が非常に二者択一的だったという話をしました。われわれのように、元気で自立している人には、別に援助は必要ありません。自立しているのだから、放っておけばいい。それに対して、発病して病人になったという場合、これはどうしてあげればいいかということがわかります。元気な人がある日、発病する。そうすると、元気なときは放っておけばよかったけれども、病気になったのだから、できるだけよい医療を受けさせます。

そして、安静と栄養です。これは、ナイチンゲールが『看護覚え書』の中で言っていることです。ナイチンゲールが活躍した一九世紀後半は、戦争で負傷者がいっぱい出ました。そうすると、安静をとるどころか、栄養も摂れないという状況で、死ななくていい人がバタバタと死んでいった。

当時、顕微鏡ができ、ウィルスが発見されて、近代医療が一挙に開花してきていましたが、ナイチンゲールという人は、そういう最新の知識というのは一切本の中に書いていません。書いてあるのは、安静と栄養についてです。窓を開けて換気をよくしろとか、物音をたてるなとか、そういう具体的なことを書いている。つまり、一九世紀後半のイギリス中産階級の健康な生活を、死んでいくだけだと思われて放っておかれた病人に対してこそやれ、と言ったのです。そうすれば、特別なことをしなくても元気になる人が出てくるということを一生懸命に言ったのが、ナイチンゲールという人です。窓を開けろ、換気しろと、しつこく何回も書いている。当たり前のことを当たり前にやれ、ということです。

当時の医療なんておまじないみたいなもので、いま思うと、治療しても効果がないことばかりやっていたわけです。それに比べると、安静と栄養というのはものすごく効果があった。当時、まだ抗生物質がなかったから、病人はほとんど死んだけれども、医学の発展を待つまでもなく、衛生とか栄養とか、当たり前のやり方で回復して、また元気な状態に戻るという人が出てきたのです。だから、病気になったら、こういうことを保証すればいいと考えてきたわけですが、実はこの疾病構造がだんだん変わってきました。

二元論の崩壊と老人問題の登場

世の中が豊かになって、医療が発達してきました。そうすると、治せない病気が治るようになりました。特に戦後の日本というのは、近代医療が急速に整備されましたから、世界で一番長生きをする国になりました。これは大いにけっこうなことですが、しかしこの二元論が崩れました。死に至る病気というのは本当に少なくなったのですが、じゃあ元気に戻るかというと、元気に戻る人は少ない。その途中でとどまるようになったのです。

例えば、昔なら脳卒中で倒れたら、みんな死んでいました。いまでも途上国では、脳卒中で倒れたら助からないでしょう。だけど、戦後の豊かになった日本では、急性期医療をやって、リハビリもやって、死ななくなった。では、もとの元気な体に戻るかというと、そうはいかない。片方の手足にマヒが残る。つまり、「片マヒ」という障害を持った人がいっぱい増えてきたのです。

それだけではありません。老人というのが、これまた二元論の枠に入らないのです。老人というのは、元気で放っておけばいいかというと、そうはいきません。援助が必要になってきます。

では、病人かというと、病人ではありません。病人扱いしたら、ますますダメになっていくということがわかっています。つまり、どちらにも入らない人たちが大量に出現してきたのです。

慢性疾患も同じです。死ぬわけではな

二元論的人間観の崩壊

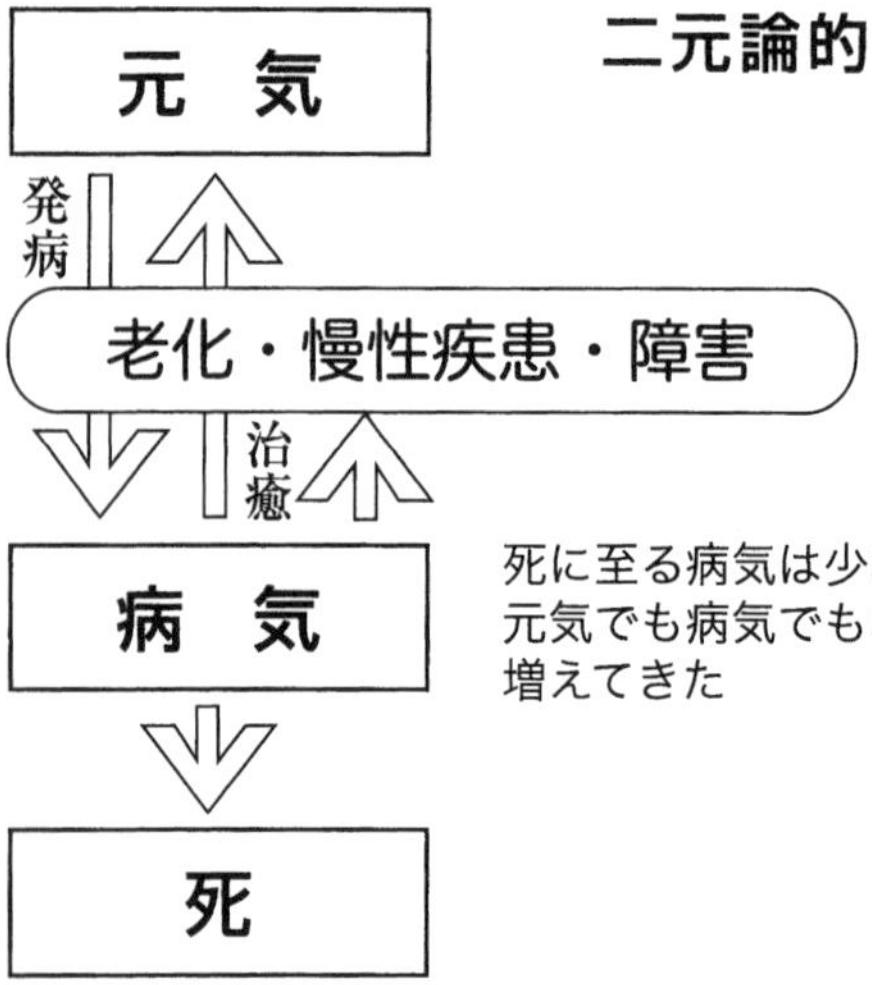

死に至る病気は少なくなり、
元気でも病気でもない人たちが
増えてきた

いけど、治るわけでもないという疾患がすごく増えました。例えば、糖尿病なんていうのは、昔はみんな亡くなっていたけれど、いまはコントロールできるようになった。でも治せないのです。糖尿病と一緒に生活していくという経過をとります。そういう中間のゾーンが増えてきたのです。そうなったとき、社会の側は、この中間の人たちに対して、どうアプローチしていけばいいのかという方法論を持っていませんでした。

これは不思議なことですが、精神障害の世界でも同じようなことが起こっています。精神分裂病について、最近は統合失調症と名前を変えていますが、私は変えることに意味があるとは全然思っていませんので、分裂病で一向に構わないと思っています。かつての分裂病は、ある日、突然激しい症状を見せて発病することが多かったのです。でも、入院させて薬を飲ませるとけっこう治って、退院していく人もいました。

いまはちょっと違います。発症してもそんなにひどくならない。では健康かというと、会社に行ったりはできない。でも病人として、入院しないといけないかというと、そうでもない。黒でも白でもない灰色というか、トワイライトゾーンというか、そういう精神障害者が増えてきています。

これは、薬を飲んでもなかなか回復するところまではいかないのです。ずっと中間ゾーンにとどまるという人が増えてきて、身体の側でも、精神の側でも、二元論が崩れて真ん中が出てきているのです。

安静強制看護が寝たきりを大量に生んだ

この新しい事態を前に、これまでの医療ではどうしていいのかわからなくなりました。そこで、病人と同じように、安静とか栄養というのをやればいいのだろうと考えて、もうほとんど自立に近い一部介助の人にまで、安静を強要したのです。

これはいまだにそうですが、看護師さん主導の介護にこれが多い。看護の視点からは、自立行為というのは危険行為です。自己主張というのはわがままです。自立欲求を示すと、そんな危ないことをしてはいけません、上を向いてじっと寝ていてください、と言われる。こういうケアが当たり前になると、床ずれができたら体位変換、体位変換が大変ならエアマットということになるわけです。

うちの施設でも、開設当初は在宅からの入所が一般的でした。ところがある時期から、病院から入所者が来るようになりました。つまり、日本全国、脳卒中で倒れたら救急車で病院に運ばれるという医療体制が、そのころに完成したのです。これは大いにけっこうなことです。ただ、リハビリテーションはまだなかったので、命は助かったけれど、そのまま老人病院に送られて、そこで特養の順番待ちになる。そして、運のいい人だけが生きているうちに特養の順番がやって来る。申し込んでから二年も三年も待って、やっと順番が来るという状況でした。

うちの施設にやって来るのが一番多かったのは、A病院でした。瀬戸内海を見下ろす小高い山の上にある、一〇〇〇床もある老人病院でした。一度入ると出てこれないということで、大変有名な病院でした。別に悪いところはないけれど、家族が介護に疲れたからということで入院します。もちろん歩いて入院します。一週間後に面会に行くと、もう寝たきりで床ずれができているという状況です。

その老人病院では、看護婦さんが定着しませんでした。年末になると、三分の一がボーナスをもらってドッと辞めます。そんな状況でいい看護なんてできるわけがない。そもそも看護師になろう、介護職になろうという人に、そう悪い人はいないでしょう。できることなら人のためになる仕事をしたいと思って入るのに、その病院で看護職のやる仕事は何かというと、面会時間が終わると、老人の手を縛ることでした。

どういう看護職が威張っているかというと、「私が縛ったときは一晩中抜けないのよ」という看護職ですから、デリカシーのある人ほど悩んで辞めます。逆にデリカシーのない人ほど、腰も丈夫で長く居続ける。そうなると悪循環に陥って、職場がよくなるわけがありません。

こういう病院から、老人がうちの施設にやって来る。福祉事務所から来る書類にその病院の名前があると、寮母たちが「またお土産付きが来るわね」と言うのです。「お土産」とは床ずれのことです。左右の大転子部と、仙骨部に必ず三つの床ずれを持ってやって来る。寮母さんたちは、「直径何センチの褥瘡《じょくそう》」なんて、専門的な言い方はしません。「お好み焼き大の床ずれ」と巧みな比喩で表現していました。

体位変換で床ずれが三カ所できてしまう

就職したばかりで、初めて床ずれを見たときはショックでした。骨が露出しているのです。「人間、こんなになるのか」と思いました。当時、うちの施設にいた年配の看護婦さんに、「何であの病院から来るケース、みんな三つの床ずれをつくってくるの？」と聞いたことがあります。そのとき、うちの看護婦さんが何と言ったと思いますか。「体位変換したからよ」と言いました。

いくら私が素人でも、体位変換というのは床ずれをつくらないためにやるものだ、ということは知っていました。しかし、体位変換をしなければ一つで済んだものを、体位変換をしたから三つになった、と言うのです。

でも、よく考えてみればそうです。だって、体位変換というのは、床ずれさえできなければ、寝たきりのままでいいという発想でしょう。エアマットもそうです。エアマットさえ入れておけば、体位変換しなくてもいい、という発想です。だけど、寝たきりの弊害というのは一〇も二〇もあるのです。そのうちの一つが床ずれができるということですから、それさえできなければ、ほかの問題は放っておいていいのかということになります。確かにそれは、急性期と終末期の看護かもしれないけれど、介護ではない。

私は『完全図解 新しい介護』(講談社)という本の中で、床ずれの治療と予防のページで、エアマットにバツ印をつけました。そんな本は初めてでしょう。「間違いではないか」と言ってきた人がいました。でも文章を読めばわかるはずです。

それから、「清拭の方法が載っていないが」という意見を言ってきた人もいました。でも、清拭するくらいなら、風呂に入れますよ。清拭をするときに、横に寝て、縦に寝て、ゴロゴロしますが、あれでめまいを起こさない人なら、風呂にちゃんと入れるはずです。風呂に入らないと、臭いも取れません。

あと、この本には着脱衣という項目もありません。着脱衣だけを独立してやるというのはおかしな話で、風呂のときに着替えるのが当たり前ですから、入浴の中に入れているのです。

リハビリの世界に入った本当の理由

私は二四歳で特養に入りました。四年勤めて二八歳になったころに施設長が、「医者はこれから余るだろうが、ＰＴ、ＯＴはそうはいかないから自前で養成しよう。奨学金くらい出すから、誰かＰＴの養成学校に行くやつはいないか」と言うので、私は手を挙げました。

よく雑誌の編集者やジャーナリストが、何で二八歳にもなって学校に行く気になったのですか、と質問します。質問するほうは、特養の寝たきり老人の悲惨な実態を見て、リハビリの専門家になってがんばろうと思った、という答えを期待しているのでしょうが、そんな格好いいものではありません。

介護はおもしろいけど、職場には少しうんざりしていました。介護の現場では、教科書がない代わりに、不思議なことがいっぱい起こっていました。病院で「これ以上、元気になれません」と言われた人を、素人の「介護力士士」のおばさんたちが、因果関係はよくわからないけど元気にしてしまう。呆けていても、表情はものすごくよくなります。久し振りに来た家族がびっくりして、「どんな薬を飲ませたんですか?」と聞きますが、それに対する答えは、「いや、薬をやめたんです」、それだけです。

寝たきりの人でも、オムツが外れる人が続々と出てきました。つまり、介護というまったく新しい分野で、新しい言葉が求められていたのです。「これを言葉にするのが、間違ってこの世界に入ってきた私の仕事かな」と思っていました。私は介護の仕事をしようなんて、全然思っていなかった。ひとりっ子だから人の体に触れるということが苦手でした。そういう仕事には一切就くまいと思っていたのに、それどころではなく、ばあさんを風呂に入れるというのをやったわけです。

それから、老人もおもしろかった。個性丸出しの老人ばっかりでした。話を聞けば波乱万丈の人生で、「ああ、家族でなくてよかった」と思うような人ばっかりでした。他人だからよかったというような人がいっぱいいて、話が尽きない。

呆けてくればきたで、どういう呆け方をするのかによって、その人の人生観とか、何をやってきたかがわかります。医者は、「見当識障害スリープラス」なんてランクをつけてそれでおしまいだけど、どう呆けているのかという中身を見ていくと、むちゃくちゃおもしろい。昔はこんなことをしていたんだろう、といろいろ想像できるからです。みなさんも気をつけたほうがいいですよ、呆けた男性が「歌舞伎町に行く」なんて言い張ったりすると、昔の素行がバレて恥をかきますから。

浮いているんじゃなくて周りが沈んでいるんだ

さて、何にうんざりしていたかというと、職場の人間関係でした。女ばっかりの職場のいやらしさです。女ばっかりという集団は異常だし、男ばっかりというのも異常です。男同士というのは見栄の張り合いですから、いやらしい職場です。一緒に酒を飲んでも弱味は見せませんし、本音は言いません。逆に女ばっかりの職場は、本音ばっかりです。

当時は、ケース検討会も始まっていて、私も若かったので、本に書いてあるような理屈っぽいことを言っていました。この人はこういう状態だから、もっとこうしてあげよう、なんて言うのですが、寮母さんには通じないのです。決まったこともみんなやらない。おかしいなと思っていたら、何カ月か経ってわかりました。ケース会議の前の晩、裏ケース会議というのがありまして、お互いに電話連絡して、これ以上は仕事はしないと、最初から結論があるわけです。

だからといって、理屈がスーッと通ってしまう世界というのも、また気持ちが悪い。そこに実感で抵抗する人がいて、両方がクロスするというのがいいのでしょう。理屈理屈だけでやっていくところは実感から遠ざかっていくし、本音ばっかりのところは、と、こんどは進歩というものがないことになるので、一歩も前に進まない。根回ししたりとか、ちょっとおだてたりとか、そういううまいやり方が本当はあったのでしょうが、当時は二〇代でしたから、そういうことができなかった。理屈だけで行くから、拒否される。だから、ちょっと職場で浮いていました。

職場で浮いているという人は、けっこう多いのではないでしょうか。ここに来ている人なんか熱心さのあまり浮いているでしょう。でも、浮いているると思ってはいけません。周りが沈んでいると思ってください。

それでも、やっぱり浮くのはきついという方は、私が編集した『一人から始める老人ケア』（雲母書房）という本を読んでください。職場を辞めて自分で起業したという、いろんな職種の人が一四人登場しています。勇気が出ます。これでいつでも辞められます。そして、いつでも辞められるのなら、もうちょっと言いたいことを言って上司と喧嘩して、介護をよくしようじゃないかという気になります。自分の精神衛生のために施設の人が買っているという、そういう本です。

リハビリ学校の個性的面々

それはさておき、私は二八歳で、九州リハビリテーション大学校というところに、大検を取って入りました。面接で、「大検を取ってきました」と言ったのが珍しがられて、それで入れてもらったようなものです。いい学校でした。入学金も授業料も要らない。寮に入れば食費だけでいいから、仕送りのない社会人にとっては、大変ありがたいところでしたが、変わった人が大変多い学校でもありました。

一番変わっていたのは稲川利光という人です。感動的な講演をする医師ですが、講演の最後に「アンパンマンのマーチ」を歌うというおもしろい人で、彼が同級生でした。私は二八歳でしたが、彼は二五歳で入ってきました。九州大学の農学部農業機械科卒というから、普通なら就職先はヤンマーか井関といったところでしょうが、彼は地元の銀行に就職が決まって、新入社員総代で挨拶を述べることになっていました。ところが入社式の当日、銀行に「ぼく、やっぱり辞めます」と電話をしたのです。銀行は怒って、「もうおまえの学部からは一切採用しない」と言われた。教授に謝りに行くと、「農学部から銀行へいくやつはおらんからいいよ」と言われたそうです。

なんで辞めたかというと、銀行の試験と同時に、ＰＴの養成校の試験にも受かっていたのです。銀行員になるか、ＰＴの学生になるか悩んだ。お母さんは貧乏しながら苦労してやっと大学を出して、銀行員になるという日に赤飯まで炊いて送り出しているのに、親不孝者です。

学校を卒業して、病院に勤めて三年くらい経ったころでした。彼は、レクリエーションなんかをやって、老人をすごく元気にしていたのに、院長が「君は遊んでばかりいる」と言ってきた。「遊んでいるわけじゃありません」といくら言っても説得できなくて、「しょうがない、おれは医者になる」と言い出しました。私は止めたのですが、三年間予備校に通って、香川医科大に合格して、伊豆逓信病院の内科医長になって、ターミナルケアやデイサービスにも関わっているお医者さんです。そういう、ちょっと変わった人物がいっぱいいいる学校でした。

リハビリは介護に役立つ知識の宝庫

私は勉強が嫌いで高校中退ですけれども、PTの学校の勉強はおもしろかった。習うことがおもしろかったかというと、そんなことはありません。一年目は解剖学です。PTというのはフィジカル・セラピストですから、肉体について学びます。一年目に、骨の名前と筋肉の名前を全部覚えさせられる。筋肉が五〇〇個くらい、骨が二五〇個くらいあります。教え方が上手いかというと、決して上手くはない。学校の先生は大体同い年くらいですし、学問としての歴史が浅い世界ですから、教え方は上手くはない。

何がおもしろかったかというと、習っていること一つひとつに、老人の顔が浮かんでくるのです。老人介護の現場にいたので、固有名詞が浮かびます。「脳卒中、右片マヒ、失語症」と習うと、八田さんの顔が浮かぶ。そういえば、言葉は全然出ないのに、誕生会のときに「桃太郎」の歌を六番まで歌っていた。言語中枢は左脳にあるけど、音楽は右脳で覚えているから歌えるのか、と気がつく。「左片マヒ、病態失認」と習うと、今度は本堂道子です。五年間も車イスに乗っているのに、春になると歩けると言い張る。あれは見栄を張っていたのでも呆けていたのでもなくて、病態失認という症状だったのだとわかる。この講義を聴いたときに、いろんな謎が解けました。

さっそく九州から主任生活指導員に電話をかけて、「あのね、本堂さんがね、春になったら歩けるって言ってたでしょう。あれは呆けたんじゃなくて、左マヒに特有の病態失認というらしいよ」と言うと、「あっ、そう。それでどうすりゃいいの?」というつれない返事です。「どうすりゃいいのって、いまのところ治す方法はないみたい」と答えましたが、原因がはっきりして、これは呆けではなくて障害によるものだとわかるというのは、それだけでいいことです。関わり方が決まってくる。そういうときの知識というのは、ありがたいと思いました。

また、パーキンソン病の江本さんが、あのとき言っていたのはこういう意味だったのか、という発見があります。パーキンソン病というのは、ドーパミンという物質が足りなくなって起きる病気です。ドーパミンというのは色素沈着に関わっている物質だから、それでパーキンソンの人は色の白い上品な人ばっかりだったんだ、という謎が解けてくる。色黒の下品なパーキンソンなんて見たことないでしょう。したがって、みなさんはパーキンソン病にはならないという気がします。

訓練を介護に翻訳する

四年半、介護の現場で見てきて、無意識に関わってきたことのいろんな謎が、専門的な知識を通して、もう一回再確認されていくということを学びました。学校では訓練法しか教えてくれませんでしたが、それを自分の頭で介護法に翻訳しながら、熱心に講義を聴いていました。

あっという間に三年間が過ぎて、卒業も間近に迫ったころ教授がやって来て、「三好君はどこに就職する？」と聞いてきました。「ぼくは元の特養に戻ります」と答えたら、「そんな、リハビリの墓場みたいなところに帰ってどうする」と言われました。私は夏休み、冬休みになると、同級生を連れてうちの施設に帰って、実習とボランティアを兼ねたようなことをやっていました。

そのせいもあって、うちの学年からは老人の分野に行った人が、いっぱい出ました。広島のみつぎ総合病院という有名なところには、私の同級生が沢山おりますし、各地で老人の分野でおもしろい仕事をしているという、そういう同級生のグループでした。ともかく、こうして元の特養に帰って来ました。

第三章　介護が安静看護から自立し始めた

ＲＯＭ訓練も筋トレもやってみた

まだ病院にもＰＴやＯＴがいなかった時代に、特養にＰＴが来るというので、期待されて帰って来ました。近所の施設や病院から、週に一回、いや月に一回でもいいから指導に来てくれなんて言われました。

ただ、私は何をしたらいいのだろうと悩んでいました。何をしたらって、ＰＴなんだから、習った訓練を老人にすればいいじゃないかと思うでしょう。例えば、ＲＯＭ（関節可動域）訓練。脳卒中で倒れて数カ月間は、神経学的に回復する可能性があるのですが、途中で手や足が固まる時期があります。ここで固まったら、神経学的には治っているのに動きになりませんから、その時期は毎日でもＲＯＭ訓練をします。

ところが、特養の脳卒中の老人は、倒れて何年も経っています。五年、一〇年なんて、まだ短いほうです。「あんた、いつ脳卒中になった？」「あれはたしか、サンフランシスコ平和条約が締結された年に……」という感じです。私の年齢より長く脳卒中をやって固まっている手を、ＰＴが訓練して関節が伸びたという報告は聞いたこともないし、伸びたとしたら、関節が外れていると思ったほうが早いです。

筋力増強訓練もやりました。もっとも、特別にやらなくても、私がコーヒーを飲んで訓練室に行くと、訓練大好きばあさん三人が先に来ていて、勝手に足首に重りをつけて膝を伸ばしています。大腿四頭筋の強化訓練です。太腿の前にある大腿四頭筋は、立って歩くのに一番大事な筋肉です。専門家のやるべきことは、やったことの効果をちゃんとデータとして記録して、必要なら学会で発表しなければいけません。客観的な効果が認められないと専門家とは呼べないし、科学ではないと言われる。だから記録をちゃんと録らなければいけません。

筋力がついたかどうかを測るには、いろんな方法がありますが、一番客観的なのは、筋肉の周計を測ります。筋肉が太くなれば、筋力がついたというわけです。四つの筋肉がありますから、これを三つの筋群に分けて、どこを計測すればいいかというのは、学校で習いました。膝の一番上から、五センチ、一〇センチ、一五センチのところをそれぞれ測れば、筋力がついたかどうかがわかります。

さっそくおばあさんを連れてきて、膝の上に印をつけて、五センチ、一〇センチ、一五センチと測っていくと、なんと脚の付け根まできました。つまり、学校で習ったのは、アメリカ人が標準だったのです。どの本を見ても、日本のじいさん、ばあさんの短足バージョンの計測法というのは書いていない。ないけど、やらざるを得ませんから、大体半分くらいだろうと勝手に見当をつけて、二・五センチ、五センチ、七・五センチのところを月に一回測ることにしました。

誤りをくり返す厚労省

考えてみてください。厚労省はいま、要介護度1や2の人全員に、筋トレをやらせようとしているのです。これまでいっぱい失敗してきたのに、まだあんなことをやっている。特養ホームをつくるときも、訓練室までつくって、リハビリをさせて家に帰すと言っていた。しかし、だれ一人帰れませんでした。帰れた人はいましたが、それは訓練の効果ではなくて、受け入れ側の態勢ができた老人です。老人保健施設をつくったときだって、病院から家への中間施設だと言っていた。いま、どことどこの中間施設になっていますか。在宅から特養への中間施設です。全面的な失敗です。

老人を訓練して、何とかしようなんて無理です。筋トレで一時的によくなっても、その後、年をとったらどうするのでしょう。問題を先送りするだけです。老人を社会に適用させようとするのではなく、われわれの側が老人に合わせてあげれば、老人はいくらだって元気になるのです。

温泉の大浴場や機械浴なんていう入浴方法ではなくて、どんなに力が弱っても、最後まで入れる普通の家庭用のお風呂をちゃんと用意すれば、みんな生き生きしてお風呂に入って、元気になっています。いま求められているのはそういうことなのですが、厚労省はずっと間違いだらけのことばかりやってきた。今度こそ汚名挽回しようと思ってやると、また間違える。全室個室もそうだし、ユニットの強制も全部そうです。

私はユニットや個室、筋トレについては、北朝鮮の人民と同じ心境です。北朝鮮の人は、金正日は喜び組と遊んでいてほしいと、みんな思っている。新しい政策を出すたびに現場が困るから、トップは遊んでいてくれれば、それが一番いい。私は厚労省に対してそういう心境です。勝手なことをしないでくれ、政策を出さないでくれ、現場が混乱するばかりだから、という気がしています。

リハビリと安静看護は二つでセットだ

それでも一カ月に一回、筋肉の周計を測り続けました。でも、測っても測っても誤差の範囲を出ません。体力がつくということはあります。生活のために必要な体力、肺活量とか、免疫力とかは、いくら年をとってもちゃんとよくなる。生活が活性化して、笑顔が出てくると、免疫力が上がるということは、ちゃんと科学的根拠があることがわかってきています。

でも、たとえ筋力がついたとしても、それを何に使うのでしょう。自分の力を使って入れないような二元論のお風呂しかないのでは、せっかくつけた筋力も使えません。だけど、他にすることがないから、諦めながらも測っていました。諦めかけた六カ月目、なんと先月より周計が太くなっていました。私は、学会で発表している自分の姿が目に浮かびました。八〇歳を過ぎた特養の老人でも、諦めずにやっていると筋力増強の効果が認められた、と。もう一回よく見たら、浮腫でした。そんなものです。

自分のPTとしての専門性を発揮しようとすればするほど、老人が生き生きする気がしませんでした。逆に、老人が生き生きすることをしようとすると、PTでなくてもいいじゃないかということになる。看護婦さんも、安静看護しか習ってないわけだから、もうちょっと悩んだほうがいいと思います。

つまり、リハビリというのは何かというと、安静看護とは逆なのです。何でリハビリがあんなに期待されたかというと、要するに中間のトワイライトゾーンを全部元気に持っていけると思ったからです。そうすれば、これまでの二元論の発想を変えなくていい、新しい方法論をつくら

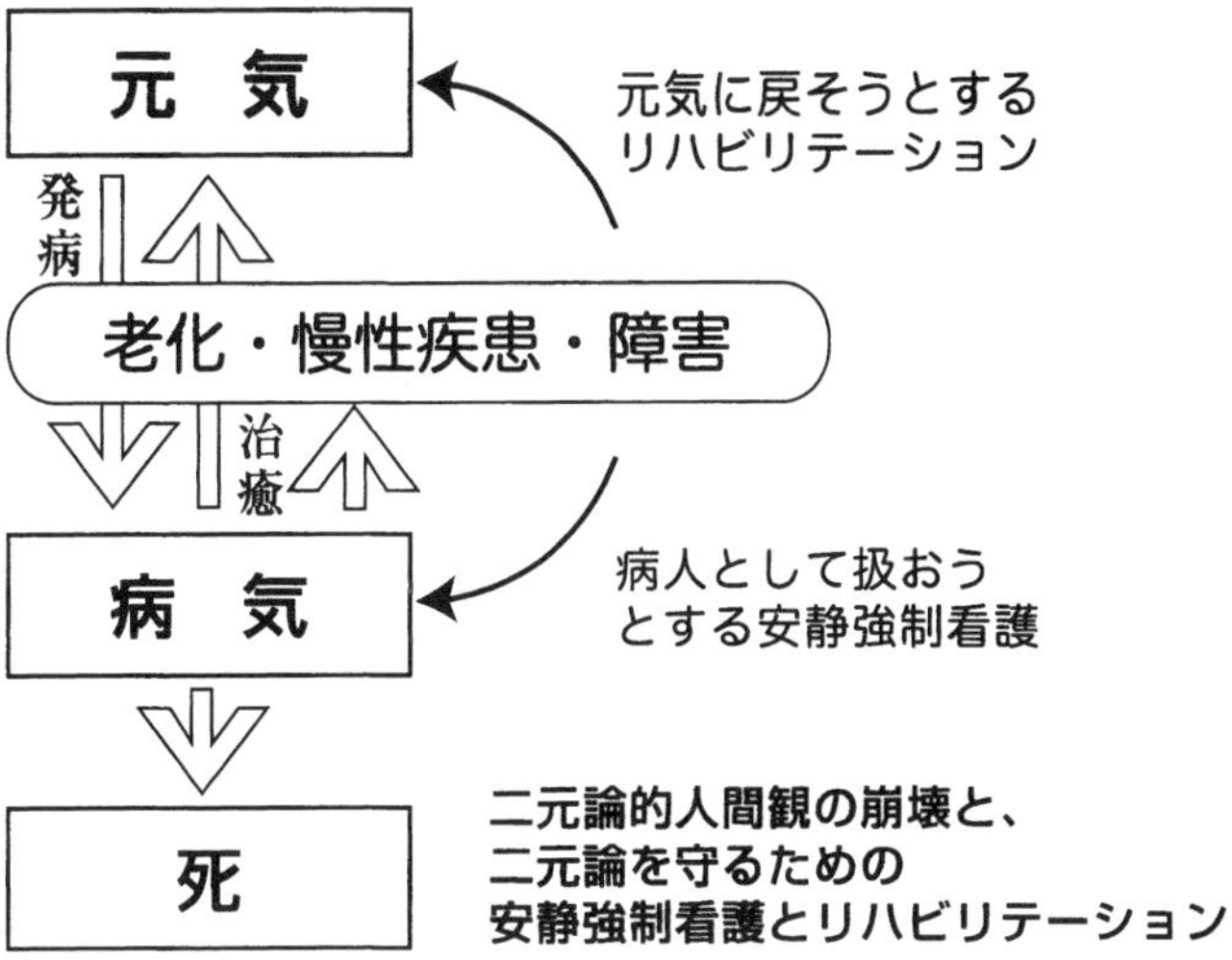

二元論的人間観の崩壊と、二元論を守るための安静強制看護とリハビリテーション

なくてもいいのです。医者も看護婦も、これまでの考え方をそのまま守れる。だから、PT・OTのリハビリにあれだけ期待をしたのです。

しかし、いくら期待されても、元気と病気の中間の人たちの多様性が増えるだけでした。寝たきりを一〇年もやっている人が、立ち上がって歩くなんてことはないのです。いろんなレベルの障害と、老化と、生活歴を持った人が、いっぱい増殖してきたからです。

ここで問われているのは、安静看護でもなければリハビリでもない。一人ひとりの障害と老化に見合った生活づくりをどうするか、ということです。みんな違うから、マニュアルが通用しない世界に入ってしまったということです。その課題を引き受けるのか、それとも古い考えのまま自らの専門性に閉じ込もるのか、ということがいまだに問われているのです。

特養ホームで「離床」が始まった

そういう一人ひとりの生活づくりを、この間、現場がつくってきたと思いますが、そのきっかけとなったのが、竹内孝仁という人です。竹内先生は医者のくせに、介護現場に入って、排泄ケア、食事ケアまで指導した方です。当時の介護現場は特養ホームしかありませんでしたが、そこで「離床」ということを呼びかけます。離床というのは業界用語で、ベッドから離れるということです。寝たきり老人は、車イスに乗せて、座っている時間を増やす。ただ、何もなくて座っていても困るから、まずは食事に連れ出す。食堂で座って食事をするという具体的な方針のもとに、離床ということを呼びかけたのです。

ところが、問題点がいくつかありました。気がついたら、食堂がないのです。当時の特別養護老人ホームでは、寝たきり老人が入るのだから食堂は要らない、と言われていました。それでも歩ける人はけっこういましたから、廊下の隅とかを工夫して、小さな食堂をつくったりしていました。

もう一つ問題点がありました。長い間、寝ていた老人たちが拒否しました。「車イスに乗って食堂に行きましょう」と言うと、「わしを殺す気か！　頼むから寝かせといてくれ」と言って手を合わされて、懇願される。それはそうです。病気で倒れて、病院に七年、特養に移って五年くらい、ずっと寝たまま飯を食って、寝たままオムツの中にウンチして、寝たままお風呂に入るということをやってきた人に、いまさら車イスに乗って散歩に行こうと言っても、それは恐ろしいから拒否するというのもうなずけます。

それを、私たちは一人ずつ説得して、半ば強引に連れていったり、色気で誘ったりしていくわけです。森田仁之助というおじいさんは、たばこを吸わせてあげるからと言って誘い出しました。日頃はエコーを吸っていましたが、ハイライトをあげるからと言うと出て来るのです。行ってみたらおもしろかったという経験を少しずつ重ねる中で、だんだん車イスに乗る人が増えていきました。

食事介助を受けていた人が、食堂に出て来てみんなと一緒に食べるようになると、自分の手で箸を持って食べ始めるというケースが続出しました。竹内先生が呼びかけた離床というのは、いわば特養で介護が始まるきっかけになりました。特養は食堂をどんどんつくり始めて、食事には全員出していこうということが始まっていきます。

寝たきりも呆けも客観的に存在しているのではない

広島に誠和園という特養ホームがあります。私が出している「ブリコラージュ」という雑誌の読者と一緒に、年に一回施設見学に行っていたところですが、ここも当時は狭い食堂しかありませんでした。一人ひとりを説得して全員を食堂に連れて来るのですが、とても食堂に入りきれなくて、みんな食堂の入り口のほうでご飯を食べていました。それではみっともないからということで始まったのが、バイキングというか、カフェテラス方式でした。何時に一斉に食事をいただきます、なんてことはしない。

朝ご飯は七時から九時半までの間に三々五々やって来て、食べ終わると三々五々帰る。昼ご飯は一一時四五分から二時過ぎまでかけて食べます。だから、時間がかかる人は二時間かけて食べますし、呆けている人は二回来ます。でも二回来ても、誰もとめません。見ていると、同じものをとって、同じ席について、同じものを食べて、「この味はさっき食うたのう」と言って帰っていきます。このバイキングというのは、食堂が狭かったという理由で、苦肉の策で始めたやり方です。

この誠和園の本に、『寝たきり地獄はもういやじゃ』（筒井書房）という名著があります。ずっと寝たきりだったころから離床運動というのを始めて、老人がどう変わっていったのかということを記録したすごいドキュメントです。この『寝たきり地獄はもういやじゃ』というタイトルは、六年間寝たきりだったおばあさんが、歩行器を押して食堂に出て来たときに、「いまの気持ちは？」と聞かれて、広島弁で「寝たきり地獄はもういやじゃけんのう」と言ったのが、そのまま標題になっているのです。

六年間、寝たきりだった老人が歩いて出て来るようになりました。これでは、

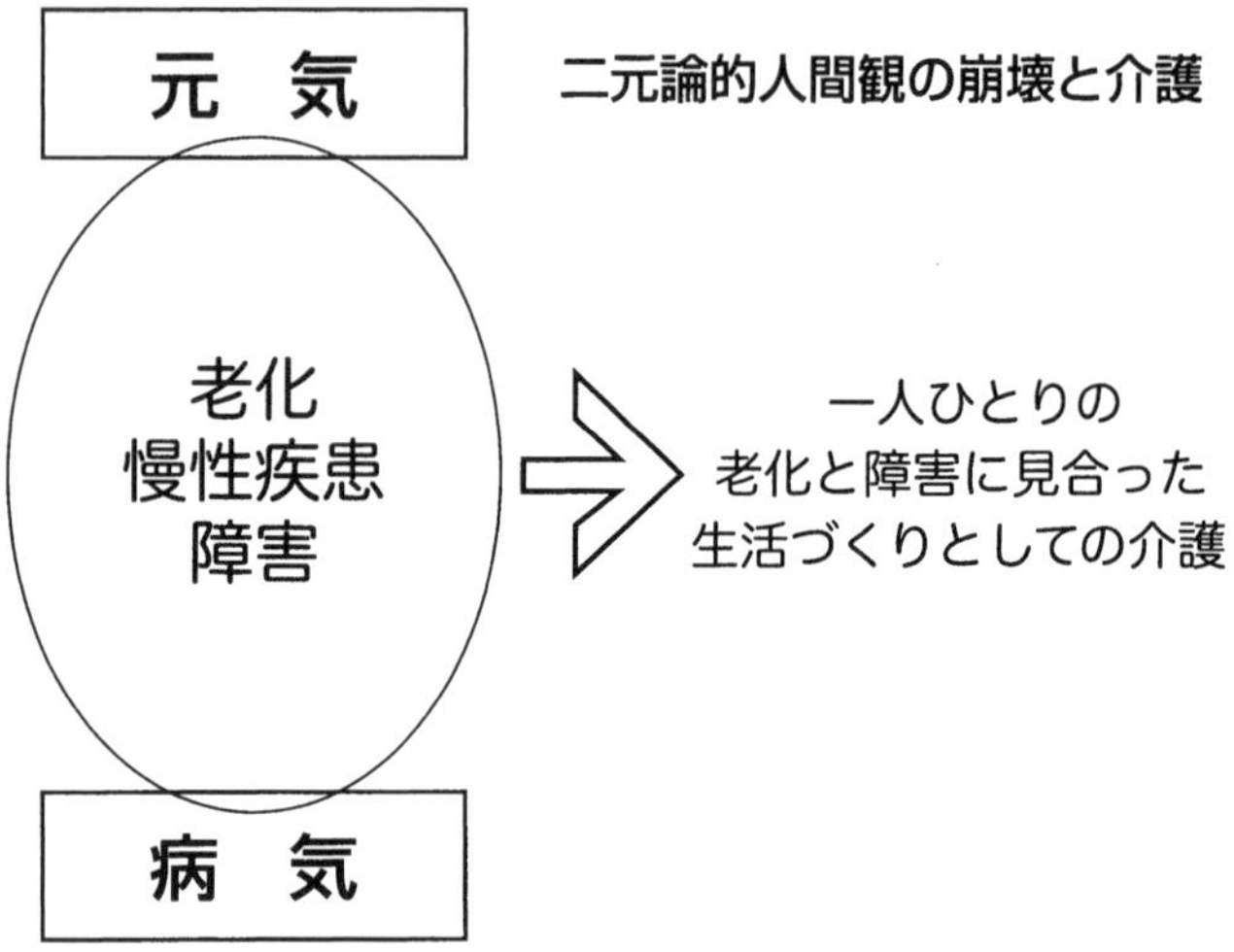

寝たふり老人です。つまり、老人の寝たきりというのは客観的にあるわけではなくて、関係的にあるということです。私たちがどう関わるかによって、寝たきりになるかならないかが決まる人が、実はいっぱいいいる。客観的に寝たきりが存在しているのではなくて、ある施設では寝たきりだけれども、ある施設に行けば立ち上がって歩けるという人がいっぱいいいたということです。

呆けはもっとすごいです。ある施設では拘束着まで着せられていたのが、他の施設に移ったら、ニコニコ笑って人気者になったりしている。だから、あれは精神障害ではなくて、関係障害なんだということがよくわかる。誰が夜勤かによって問題行動があるかどうかが決まるくらいですから、まさに関係障害だということを実証しています。そういうことを明らかにして見せたのが、離床運動ということの成果でした。

排泄ケアの見直しが始まった

ここで初めて、安静看護から自立した介護というものが立ち上がってきます。座って食事に出ると、食事介助が要らなくなるどころか、床ずれが治ってきました。それまでは、床ずれが治ったら座らせよう、と考えられていましたが、全く逆だったわけです。座るという普通の生活をするから、床ずれが治ってくる。寝たきりの弊害というのは、寝たきりだから起きたわけで、座るというだけで、実はほとんどの弊害がなくなるということです。

このことを医学的にちゃんと根拠づけたのが、竹内先生の『介護基礎学』（医歯薬出版）という本です。「座る」ということが持っている医学的な効果を初めて専門的に明らかにして、これによってどんどん介護が変わっていきます。そして、排泄ケアの見直しが起こってきます。

それでもまだ、大勢の人はオムツをしていました。そして、オシッコが出たとか、オムツが濡れたというと、車イスに乗っているお年寄りをベッドまで帰して、ベッドの上にあげて、オムツカバーを開いてオムツ交換をして、新しいオムツを着けてからまた食堂に連れて行くということをやっていました。

でも、八時間も車イスに座っていられるのなら、排泄もトイレでちゃんと座ってやればいいのではないか、と現場が思い始めます。同時に、車イスに座っていられるのなら、わざわざストレッチャーでお風呂に連れていかなくても、ほかの入り方があるのではないか、とようやく気づき始めました。現場が気づき始めて、でも普通のお風呂に入れるというところまでは発想が届かないから、現在のように家庭と同じ浴槽に入るというところまでは、まだまだ時間がかかります。

ちょうど同じころ、当時の厚生省は次官が何億という金を使って、特養ホームに省力化のための「天井走行システム」を入れました。職員のためを思ってのことなのでしょう。部屋から風呂まで天井全部にレールを引いて、電動モーター付きの白いモッコで運んで行こう、ということをやり始めた。いまは、使っている施設はほとんどありません。ときどき職員が乗って遊んでいるくらいでしょう。

老人を大事にするということは、老人の生活習慣を大事にするということです。七〇年、八〇年やってきたことと同じことを、障害があっても続けていこうというのが介護です。それなのに、七〇歳、八〇歳になってこんな生まれて初めての経験をさせるなんて、頭がしっかりしていても、これを風呂だとは思えないでしょう。昼飯を食べて、テレビで「ライオン愛の劇場」なんかを見ながらウトウトしていると、職員がやって来て何か話しかけたかなと思う間もなく、身ぐるみはがされて、フワッと浮く。何だろうと思って見ると、天井が動いて、気づけば裸でタオル一枚です。「これは焼き場まで連れて行かれる」と思うからゴソゴソ動きます。動くと、「上を向いてじっとしていなさい」と怒られるわけですから、安静強制看護と一緒です。

特に認知症の人は、このお風呂に入る度に、夜は興奮して寝なくなるという事態が起こってきました。もうあんなお風呂は使わないようにしなくてはいけません。二人がかりでもいいから、普通のお風呂に入れたほうがはるかに楽です。このように、現場の気づきと、行政のやることが、全く違う方向に向かっていたわけです。

その次官が定年や天下りで辞めると、こういうことは間違いだったと言い出すのです。回廊式もそうです。認知症の人には、回廊式の廊下を好きなように徘徊させてあげればいい、という誤った人間観でつくったのでしょう。薬で徘徊させないというのも大問題ですが、勝手に徘徊しろというのも関わりから逃げているだけです。回廊式の施設以外は認めないといって、高い金を出してつくらせておいて、挙げ句の果ては「間違いだった」と言い出す。ユニットケアや全室個室も、いまそれを推進している人たちが定年になった後、初めて間違いだったと言うのでしょう。そういう構造になっているのです。

全国の施設を巻き込んだ「オムツ論争」

こういう現場の試行錯誤を通して、どうも別の介護のやり方があると思い始めたときに、また竹内先生が新たな提案をします。今度は、オムツ外しです。「オムツは外れる」と言い始めました。当時は、まだ五〇人中三六人くらいオムツがいた時代でしたが、とにかく「オムツは全員外れるから外せ」ということを言い始めます。

それで、「オムツ論争」というのが過熱していきます。これは、知っている人は少ないと思いますが、老人施設連盟の大会がある度に、竹内先生の「オムツ外し派」と、「随時交換派」が大論争を巻き起こしていました。

「随時交換」というのは、一日のうちで回数を決めて定刻に交換する「定時交換」に対して、濡れたらすぐに替える、というものです。気持ちが悪いと言ったら、すぐに替えてあげようというのが随時交換派で、九州の有名な施設の施設長がこれを主張していました。介護職は心優しい人が多いですから、冷たいオムツではなく、いつも温かいオムツにしてあげたいと思うわけです。

それに対して竹内先生は、オムツを前提にして、温かいオムツにしてあげるのではなく、外せるんだから、外せばいいじゃないかと言ったのです。こうしてこの大論争に、全国の施設が巻き込まれていきました。この論争に刺激を受けて、排泄ケアをちゃんと見直さなければいけない、と現場が思い始めるわけです。定時交換が当たり前だった時代に、どちらにしても、現状とは全然違うやり方が登場してきたのです。

私は当時、「随時交換派」に対してちょっと怪しいなという気がしていました。というのも、随時交換派の主張というのがエキセントリックでした。この主張をしていたのは、いわば人権派でして、老人の人権を守っているのはわれわれだ、他の施設はダメで、家族もダメだと、家族批判をものすごく言うのです。亡くなった後に、面会に来もしなかった家族が、残った遺産を取って帰っていくみたいなことを言う。

そういうことは、言うべきことではありません。どうしてかというと、亡くなった後にこのこのこやって来て、枕もとで遺産相続の喧嘩をするなんていうのは、どこの家庭でも起こっていることです。特養にいるから、偶然他人の目にふれてしまっただけのことです。これは秘密なんだから、それをしゃべるということは、ただでさえ、特養に老人を入れているような家族は冷たい家族ばかりだと思われているところに、世間の偏見を増すようなものです。だから、こういうことは黙っているべきです。

よく世間を知らない人がそういうことで憤慨しますが、どこの家でもあることです。金持ちの家なんか特にひどい。そんなことはあって当たり前で、むしろ遺産を施設に寄付しないからと文句を言っているようにしか聞こえません。自分たちこそ人権を守っているんだ、いいことをしているんだという意識があるのでしょう。だから家族に憤慨したりするのでしょうが、世間知らずなだけだと思います。

市民の「人権」は人間をわかっていない

人権を声高に言う人たちは、ていねいな言葉遣いをしましょうとかいって、「三好様」なんて呼んだりしますけど、はっきり言って気持ち悪い。いままで生きてきて、「三好様」といって近寄ってくるのは、人をだまそうとするやつばっかりでした。だから、よほど後ろめたいことをしている人なんだな、なんて思ってしまいます。特に一般の人というのは、老人のことを知らないから、老人を大事にするというと、プライバシーを大事にするか、言葉遣いをていねいにするか、消費者として大事にしましょうというくらいしか、思い浮かばないのでしょう。

でも、それは違います。ていねいな言葉遣いができる人よりも、便秘で苦しんでいる目の前のばあさんをどうやって助けてあげられるのかという、その技術を持っている人が一番人権を大事にしているのです。便秘で苦しんでいるのに、オムツを当てられて、「三好様」なんて呼ばれるより、トイレでちゃんと排泄させてくれたほうがいいに決まっています。

だから、世の中一般に言われている「人権」という人間像と、介護現場でいう「人権」という意味は、全然違います。市民が言う人権というのは、何か人間を上澄みのようなものとしかとらえていないのです。だから、プライバシーとか敬語を使えとしか言わない。でもわれわれは、食べて、出して、寝て、そういう具体的な人間としていかに大事にするのか、生き物としてどれだけ落ち着いてもらうのかという方法をちゃんとやることが、人権を大事にしていることだと思います。

こんなことがありました。山に地崩れが起きて、特養ホームの老人が何人か亡くなりました。そのとき、ある有名な施設長が「なんで職員が死なずに助かって、老人が死んだんだ」と非難したのです。現場の人は怒りました。現場を知らないで何を言うか、と。そんな余裕なんてないです。それに、自分の命を犠牲にしてまで老人を助けろ、と説教するのはどうかと思います。老人の代わりに犠牲になって死のうなんて、そんなことはしないほうがいい。家族が悲しみます。

誰も悲しませない死が立派な死だ

ついでにいうと、「立派な死」とか「名誉ある死」なんて言っている人たちも気持ち悪いです。首相の小泉が、イラクで死んだのは「名誉ある死」だなんて言っていますが、あんなのは、まゆにつばつけて聞いたほうがいい。老人介護の現場から言えば、一番立派な死というのは、老人が亡くなった後、家族が誰も来ないという死に方です。

何年か前に、友だちの男性看護師が、四七歳の若さで亡くなりました。実に悲しい葬式でした。北海道の通夜というのは本州とはずいぶん違っていて、町の人がみんな一〇〇〇円ずつ持って集まります。特養の看護職で、すごくいいケアをしたり、子ども会の役員をやったりしていた人でした。まだ学生の娘さんが二人いて、奥さんがいて、すごい悲しい葬式でした。あんな悲しい葬式は初めてでした。

そのときに思ったのです。特養で死ぬという死に方は、誰も悲しませないから立派な死なんだと。それが一番立派な死に方です。彼のように、あんなに若くして死んで、家族がみんな悲しんでいるのは、とんでもない死に方です。だから、「あいつ、まだ生きてたのか」と言われるくらいの死に方が一番いい。誰も悲しませない、一番立派な死に方です。

でも社会の側は、悲しい、死んではいけない死ほど「名誉ある死」だなんて言っている。死というのは共同体とか国家のものではなくて、「私」と「あなた」という二人称的な関係のなかで起こる出来事です。それを国家の側や福祉の心なんていう倫理の側にかすめとられていくのは、どっちもダメです。介護現場にいるとそれはよくわかるはずです。

第Ⅱ部　後始末から排泄ケアへ

第一章　排泄ケアの夜明け

臥位と立位の間の座位

「病気」と「元気」という二元論が崩れて、そのどちらにも入らない「中間」の領域がどんどん増えてきているという話をしました。老化とか、精神に障害を持っていないわれわれでも、こういう傾向が出てきているという気がします。いまの世の中、はっきり「元気」と言える人はあまりいないのではないでしょうか。どこか調子が悪い。精神的にも、何か自分が傷を負っていると意識している人がすごく増えました。身体も精神も元気そのもの、なんて言うと、あいつはバカじゃないかと思われるくらい、何か悩みを持っていて一人前、みたいな傾向が起きています。アメリカで調査をすると、九〇%くらいの人が、自分はアダルト・チルドレンだと言うそうです。クリントン元大統領もそう言っている。そこで傷を負ったために性的に不適切な関係をもった、というような言い訳をしていました。しかし、いくらアメリカでも、九割が親から虐待とかネグレクトを受けているとは思えない。二人に一人、五割と言われればそうかも知れないと思いますが、八割、九割というのはちょっと信じ難いことです。

だけど、そういうふうにみんなが思っているということは、自分の抱えている問題がどういう原因によってもたらされたのか、よくわからないからでしょう。よくわからないけど、私は傷ついていると感じている。そうすると、親のせいだとか、記憶にないことは無意識の中にあるものが原因だ、と思ってしまう。無意識の中に原因を求めるから、自分はアダルト・チルドレンであると言い張って、その問題を正当化しようとする。そういうことが必要であるような精神状態に、アメリカ人はもちろん、日本人であるわれわれも、どうも追い込まれているという感じがします。病気ではないけれど、どこから見ても元気という人はほとんどいなくなって、一億二〇〇〇万人がみんなこの「中間」に入り込んでいるみたいな状況になっています。

そうした時代の典型といっていい、老人、障害、慢性疾患を持った人に対して、元気でも病気でもない、従って、安静でもリハビリでもない方法論が求められている。それが介護です。

介護現場で一つのメルクマール（転換点）になったのが、竹内先生が呼びかけた「離床」でした。ベッドから離せ、と言い出した。病気だからといって上を向いて寝かせておいて、元気になったら自立して立って歩くだろう、という二者択一ではなく、その中間、つまり上を向いて寝ているという姿勢と、立って歩くという姿勢の間に、車イスに乗って、ちゃんと座って生活するという状態を持ってくればいい、という提案です。

考えてみれば当たり前のことですが、二元論にこだわっていて誰も思いつかなかった。とにかく座らせて、まず食事に連れて行く。そうすると、これまで食事介助されなければ食べられなかった人が、みんな自分で食べるようになりました。特養では奇跡が起こったのかと思うほど、食事介助が要らなくなった。「何ででしょうね？」と質問したら、竹内先生は、「うーん、連れ食いだろう」と言いました。

食堂という「社会」が自立を促す

みんなと一緒に食べるということは、ベッドで一人寂しく食べるのに比べて、「あいつも右マヒで不自由だけど、ちゃんと一人で食ってるから、俺も食わなきゃな」という気持ちにつながっていきます。特に男の人は見栄っ張りですから、家では奥さんに介助してもらっていても、デイサービスに来たらそんなことはさせません。ベッドサイドでは寮母さんに食べさせてもらうのを待っているけれど、ひとたび食堂に出れば、ちゃんと自分で食べるのです。同じような障害とか、もっと重い人たちが何とか食べているのが見えるから、「俺も食わなきゃ」と思うわけです。

男性は社会的動物ですから、社会的関係の場に出てこないと自立しません。片マヒだって、片方の手で食べられます。重い右片マヒでも、スプーンを左手で持てば、不自由でも食べられないことはないのです。

在宅の脳卒中の男性というのは、みんな奥さんに介助してもらっていました。私は不思議で不思議でたまらなかったです。片マヒがあってもいいほうの手を使えば一人でできるのに、何で本人も介助してもらい、周りもそれを許しているのだろうと、PTの私には理解できませんでした。そこで当時の私は、家族に「一人でできるんだったら、もう介助してはいけません。一人でやらせてください」と指導していたけれど、これは大変な結果を生みました。お父さんは、生きる気力を失って、あっという間にダメになるということが起こったのです。

何でかというと、日本の男性は病気になる前からＡＤＬが自立していないのです。これまで奥さんの一部介助でずっと生活してきたわけです。「味噌汁！」と言えば味噌汁が出てきて、「靴下！」と言えば靴下が出てくる。それが、障害を持った途端に「自立しなさい」と言われたら、「若い男でもできたんじゃないか」と勘ぐられるか、「稼いできてるうちはちゃんと介助してくれたのに、歩けなくなった途端にこれか」と思います。見離されたと思うわけです。

食事を食べさせてもらうというのは、一日三回、「見捨てられていない」ということを確認する場だったのです。だから、「自立できるんだから自分で食べなさい」なんて言うと、「ああ、もう妻にまで見捨てられてしまった。そういえば、これまで家庭も顧みず浮気もして、ひどいことをしてきたんだからしょうがないよな」と思ってしまう。それで目がトロンとして、失意のうちにあっという間にダメになっていったのです。

それでは一番いいやり方は何かというと、介助するかしないかではなくて、「食事介助」という方法でなくても見捨てられていないのだということが確認できるようになれば、自分で食べるようになるということです。そういうことをちゃんと見つければいい。

あるいは、男性なら人前に出れば見栄を張るわけですから、そういう場面をつくればいい。デイサービスなんかに出て行けば、そこではちゃんと自立します。帰ってくると、また奥さんに甘えるというのであれば、依存はほんの一部になります。依存がいけないということではなくて、依存を部分化すればいいのです。依存する関係しかないというのが家の中にいる状態ですから、社会の中に出ていくわけです。そういう意味で、施設では食堂が最初の社会でした。

前かがみで食べるから誤飲、誤嚥しない

とにかく離床して、まず食堂に行って座ってもらうと、みんな自分で食べ始めました。一つの理由としては「連れ食い」ということがあったかも知れませんが、もう一つはやはり「姿勢」でした。上を向いて寝ている人は、ギャッジベッドをいくら起こしても、五〇度くらいまでしか起き上がれません。あれで食事ができるかどうか、試

してみてください。うちの施設でもお互いにやってみましたが、ギャッジベッドをいっぱいまで起こすと、もうおなかが苦しくなります。かなり起きたように見えても、せいぜい五五度くらいが限界です。

その状態で食べようとすると、こぼれそうで、まず口へ持って来るのが怖い。私たちは、いつもは前かがみで食べているからこぼれても心配ないけれど、あの姿勢で口まで持って来ようとすると、熱い味噌汁なんかどうしようかと思って、「ちょっと前かけ！」なんて言いたくもなります。そうすると、みんな前かけをつけられて、特養なんかだと、お地蔵さんが並んでるような状態になる。さらに、味噌汁の中身がよく見えないし、確認できない。

ところが、医者は「ギャッジベッドを三〇度起こした姿勢が一番飲み込みがよくて、誤飲しにくいから、これで食事させろ」なんていまだに言います。何でこんなことを言うかというと、これは嚥下反射が消失してしまっているという極めて特殊な病人をイメージしていて、それを他の老人に全部当てはめて言うから、こういう話になってしまうのです。つまり、ここでも病人が標準になっている。だから、三〇度起こした姿勢が一番だ、と医者は言うわけです。

これは、完全に反射が消失した「球マヒ」とか「仮性球マヒ」なんていう病名がついている人の場合であって、そのほとんどは意識障害を伴って病院に入っているわけですから、介護現場には滅多に入って来ません。それなのに、それをそのまま特殊な病気ではない老人にまで、全部当てはめようとしたのです。

前かがみの姿勢というのは、生理学にかなっています。前かがみで食べるから、嚥下反射がちゃんと使える。呼吸するところと食べ物が通るところは途中まで一緒になっていますから、前かがみになっていないと勝手に食べ物が気管に入ってしまい、いつ嚥下反射を起こしていいかわからないから、そこで誤飲、誤嚥が起こるのです。

人間は、無意識に呼吸中枢と嚥下中枢が連絡を取り合って、「いまから飲み込むから呼吸を止めて」「はい、わかった、すぐ通せ」と、呼吸を止めてから飲み込むということを無意識にやっています。それをやるためには、勝手に喉に入らないための前かがみ姿勢が必要なのです。しかも前かがみになることで、人は口を閉じて食べられるようになります。

口を閉じると、肺に行く道と食道に行く道では、食道のほうが陰圧になります。それで、食道のほうにスッと吸い込まれていくという構造ができているから、これが一番いい。だけど、上向きにすると、みんな口を開けたまま食べるようになります。これだと食道が陰圧にならないから、ますます悪循環になっていきます。このように、座って生活をする、食事をするということから始まって、日常生活をできるだけ座って過ごすことによって、寝たきりの弊害の大半がなくなるということがわかってきました。

体重がかかっていても床ずれができないわけ

上を向いて寝ているときの姿勢を見てください（左頁図／上段）。どこに床ずれができるかというと、まず「仙骨部」です。一番よく知られているところです。ところが、慌てて右横向きにすると、今度は右大転子部、左横向きにすると、こんどは左大転子部です。結局、体位変換しなければ一カ所で済んだものが、体位変換をしたから三カ所になるという結果になってしまう。さらに、後頭部、それから肩甲骨、かかと、こんなところに床ずれができてしまいます。

次に、座った姿勢を考えてみましょう（左頁図／下段）。座る生活をすれば床ずれが治るといいましたが、その理由がわかるでしょうか。上を向いて寝ているときの姿勢では、一番床ずれになりやすいのは仙骨部だと言いました。ところが、椅子に前かがみで座ると、仙骨部には全く体重がかかりません。左右の大転子部も横に倒れていない限りは、体重がかからなくなります。

では、どこで体重を支えているかというと、坐骨結節です。坐骨というのは、仙骨、恥骨と共に骨盤を形成している骨です。結節というのは尖ったところという意味で、ここに体重がかかっているわけです。

寝ている姿勢のときに仙骨部や大転子

寝た姿勢で床ずれができやすいところ

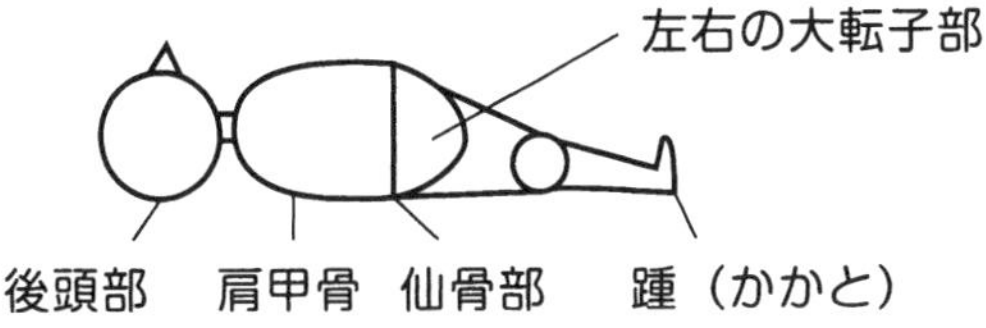

座った姿勢で
床ずれができやすいところ

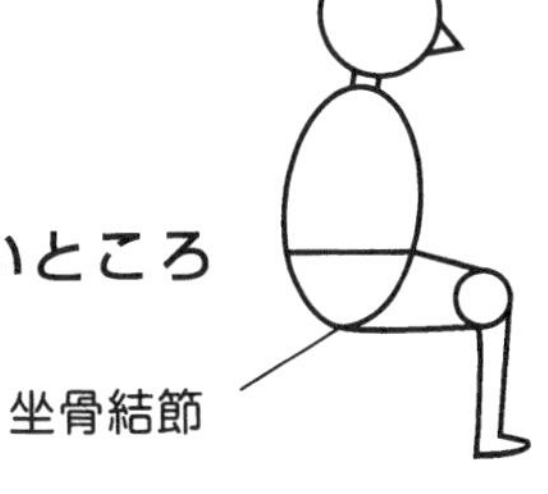

部にかかる体重は、体格によって違いますが、全体重の三六〜三八％と言われていま
す。あと、お尻にも体重がかかりますが、一番重たい頭はかかっていません。

それに比べて、座った姿勢で坐骨結節にかかる体重は上半身全部と頭全部ですから、寝ているときの二倍くらいです。二倍だと七六％です。足が短い人だともうちょっと多くなりますので、どう考えても座っているほうがたくさん体重がかかっているはずです。だけど、この坐骨結節には床ずれができません。

椅子に座っている状態のとき、私たちは坐骨結節で体重を支えています。お尻の下に手を入れて、自分の坐骨結節を探してみましょう。思ったよりも内側のほうにあるので、太っている人はわからないかも知れません。いくら太っている人でも、仙骨部はすぐに触れます。お尻の割れ目の上の骨です。これなら太っている人でもすぐにわかります。大転子部もそうです。

でも、坐骨結節は探すのが難しい。解剖学では「座布団二枚分の軟部組織」と習ったはずです。脂肪とか繊維がいっぱいあるところで、だから床ずれが一番できにくい場所なのです。しかも、左右一対ですから、二つあります。したがって、半分ずつ二つに分けて三八％ずつになるはずですが、実は体重がゼロになります。

というのは、両方の坐骨結節に均等に体重をかけている人はいないからです。いるとすれば、「気をつけ」の姿勢で緊張している人だけです。これは足も同じで、両足に同じように体重をかける姿勢というのは、安楽な姿勢ではありません。安楽のときは必ずどちらかの足に体重をかけて、もう片方は全面的に休ませている。つまり、体重ゼロという状態にしているのです。

坐骨結節も同じです。人間は静的に座っているのではなく、座りながら体重を右にかけたり、左にかけたりして変化させています。だから、「人間工学に基づいてつくった椅子」なんていう、お尻の格好をして真ん中が高くなっているような椅子は最悪です。だってゴソゴソできない。ああいうのをつくる人は、人間のことを何もわかっていない証拠です。

そうではなくて、ゴソゴソできる自由度のある椅子というのが一番疲れないのです。左右同じように体重をかけているということは、まずありません。無意識に右にかけたり、左にかけたりしているということは、七六％かかるときもあれば、ほとんどゼロにもなる。それを繰り返すから、血行が途絶しないのです。

そうはいっても、老人のお尻はぺちゃんこですから、やはり圧力には弱い。それでも床ずれができないのは、実は血管の出入りの仕方が違うからです。左右の大転子部は大きな骨ですから、周りからしか動脈、静脈が出入りしていません。円座を敷いても治らないというのは、そういう理由です。円座を敷くと徐圧にはなるけれど、血行はかえって途絶します。

昔、かかとに床ずれができたといって、熱心な介護職が小さな円座をわざわざ手作りでつくってかかとに当てたら、余計にひどくなったということがありました。あれは完全に血行が途絶するからです。ああいうものを当てられると、肝心のゴソゴソができなくなるので、かえって床ずれがひどくなるのです。

床ずれができにくい人体の部分とは

人間の体の中で、床ずれのできにくいところは三カ所あります。ひとつは坐骨結節ですが、あと二カ所あります。系統発生を考えるとよくわかりますが、手のひらと足の裏です。

動物は四つ足でずっと歩いてきました。だから、手のひらと足の裏は、いくら圧力がかかっても、血行が途絶しないような構造になっています。組織が縦になっているので、手のひらや足の裏に炎症を起こすと、蜂窩織炎《ほうかしきえん》といって深く入ってしまって治りにくくなります。蜂窩織というのは、蜂の巣状の構造ということで、圧力には強いけれど炎症にはちょっと弱い。手のひらと足の裏が、床ずれができないようにつくられている理由はこれでわかります。

では、なぜ神様は、お尻の坐骨結節なんかを床ずれができにくいようにつくったのでしょうか。実は坐骨結節というところは、体重をかけるところなのです。犬や猫を飼っている人は、普段どうやって寝ているか、その姿勢を思い出してみてください。

うちには一九年生きた猫がいました。この猫が、溜まった水を飲まないのです。蛇口から出る水しか飲まないような癖をつけてしまったからです。しかし、年をとって、ついに洗面台に上がれなくなった。水を飲みたいときは「ミャー」と鳴くので、一緒に連れて行って私の一部介助で洗面台に上げてやって、それでやっと飲める。だけど、すごくゆっくり飲むものですから、こっちも待っていられない。当たり前ですが、自分で栓は閉めないですから、後で流れている水を止めに行かなきゃいけないという状況でした。

二足歩行と安全が床ずれをつくった？

犬や猫が寝ているときの姿勢は、両手と両足を床にピタッとつけて、さらにお尻の下側もピタッとつけています。人間にはこういう姿勢はできません。人間だと、よくおばあさんがお尻をピタッとつけて座る「トンビ座り」があります。その姿勢のまま、上体を前にバーッと倒した姿勢というのが、動物が寝る姿勢ということになります。

上を向いて寝る動物は人間だけです。下を向いて寝る動物は、両手両足とお尻の下と、おなか全体で体重を支えますから、骨に体重がかからない。あばら骨は多少出ているので、ここに床ずれができるという可能性はありますが、基本的に動物には床ずれはできません。人間もずっとうつぶせで寝ていれば床ずれはできにくかったはずですが、幸か不幸か上向きで寝るようになってしまいました。これは、二足歩行を始めたせいです。二足歩行になって重たい頭を支えるために、背骨が独特の湾曲をつくったのです。

動物の背骨は単純で、カーブは一つしかありません。ところが人間は、首の骨は前のカーブで、胸骨が後ろで、腰骨がまた前で、さらに尾骨が曲がっている。工学的には、重たいものを支えるためには、これが一番いい構造ということになります。こういう構造になったために、動物と同じように下向きで寝るよりは上向きのほうが安定してきたことと、弱い腹部を敵に見せて寝てもいいという安全や文化を手に入れたという、二つの理由が考えられます。しかし、その代償として床ずれという宿命を負ってしまったのです。

ただ、動物の時代に寝ても床ずれができにくい部分だったところが、座る姿勢をとったときに役に立ちます。いくら圧迫しても床ずれができにくいということがわかってきたので、座る生活をちゃんとつくっていこうということになってきました。そして、起こしてみたら、寝たきり老人といわれていた人も、介助すればみんな座れました。

座れる寝たきりを見分ける方法

私は九五％の老人は座れる、と言っています。竹内先生は一〇〇％座れると言います。先生は言い切る人ですから、「介護現場で九五％と言うと、これも残りの五％、あれも五％と思ってやろうとしないから、全員起こせると言い切れ」と言うのですが、まあ九五％としておきましょう。

たまに真面目な人がいて、「五％は起こせない人がいるんですね。座れる九五％なのか、座れない五％なのか、専門的に鑑別診断をしていただかないと、怖くて起こすわけにはいきません」なんて言われるので、見分ける方法を教えましょう。「やってみる」、これだけです。やってみればわかる。やってみてダメだったら、五％ではなくてやり方が悪い、ということです。

ほとんどの人は、脳卒中で、不安で緊張が強くなっているので、体が伸びるから座れないのです。手は曲がるけれども、足がピーンと伸びると、背骨までピーンと伸びるから、それが座れない原因のほとんどです。あとはもう時間をかければ九五％、二〇人中一九人は座れます。だから、座れるかどうかを見分けるのに、専門性なんて要らないのです。その代わり、常識だけは持ってください。いまにも死にそうな人を座らせたり、座れると思っても、本人や家族が嫌がっていたらやめましょう。信頼を得てからやればいいだけの話であって、病院と違って退院はないのですから、時間はいくらでもあります。

そこから、座れるのなら寝たままお風呂に入れなくてもいいではないかと、入浴ケアの見直しが起こってきました。当時は、お風呂も二者択一でした。温泉の大浴場みたいなお風呂に入れない人は、全部機械で入る特浴でした。だからみんな入れなくなって、五〇人中三六人が特浴なんていう状況でした。

それはおかしいじゃないか、その中間があってもいいのではないか、ということになります。中間とは何かというと、つまり家庭用の小さなお風呂にみんな入れる、ということがだんだんわかってきたのです。いまは、いろんな入浴ケアの達人がいて、施設に入り込んではお風呂を変える、つまりハードを変え、ソフトを変えるということをやっています。

「随時交換」をしたら「オムツ外し」になった

こうして、いよいよ「排泄ケアを見直す」という段階に入って来ることになります。

座れるんだったら、上を向いたままオムツに排泄させるのではなくて、座ってトイレやポータブルトイレで排泄してもらおう、という試みが始まったのです。これが、やはり竹内先生の呼びかけで始まった「オムツ外し」でした。ここで起こったのが、第I部の最後に述べた「オムツ論争」です。竹内先生の提案した「オムツ外し」派と、濡れたらすぐにオムツを替えてあげよう、と主張する「随時交換」派との間で論争が起こってきます。

うちの寮母長はまじめな人でしたから、当時、竹内先生が関わってオムツ外しに取り組んでいた東京の九十九園と、随時交換を積極的にやっていた九州の任運荘の、両方を見学に行きました。オムツ外しは竹内先生という医者がいて、PTがいるからできる。うちにはそんなのいないけれど、随時交換なら、寮母がバタバタ走り回りさえすればできるだろうということで、随時交換をやることになりました。

三〇分に一回、排尿の間隔を調べます。出ているか、出ていないかをチェックする。その結果どうなったかというと、老人がみんな下痢になりました。何度もオムツを開いたから冷えたのではないかという説と、朝から晩まで「オシッコは?」「オシッコは?」と聞かれたから神経質になったのではないか、という二つの説がありましたが、恐らくはその両方でしょう。

これは大変な作業でしたが、寮母長の精神的ながんばりもあって、ほかのスタッフもぶつぶつ言いながらなんとか続けていきました。寮母長は、言葉だけではなくて自ら先頭を切ってやる人でしたから、みんな仕方なくついていくわけです。

すると、おもしろいことが起こってきました。オムツが外れ始めたのです。「オムツ外し」は無理だから、ということで始めた「随時交換」だったはずが、結果として「オムツ外し」になっていったのです。

尿意や便意はもちろん、オムツの中に便が出ているかどうかさえわからない人にも、必ず「出てる？　出てない？」と聞いたのがよかったのでしょう。「わかるのならいつでも教えて」と頼むと、ナースコールを押して呼んでくれるようになります。そのうち、出る前に訴える人が出てきました。

「尿意がないからオムツ」は間違いだ

こうしてオムツがどんどん外れていって、最大瞬間風速では、オムツをしている人は数人というところまできました。「みつばちマーヤ」もすっかり見かけなくなっていきます。ただ、そのままオムツ外しが上手くいったわけではありませんでした。

でも、この中でわかってきたことが非常に大事なのです。つまり、病院からオムツを着けてやって来るということは、出るのか出ないのか、出ているか出ていないかということもわからないと思っていました。だから、オムツは当然だと思って継続してきたけれど、実はそんなことはなかった。もともと、みんなわかっていたはずなのです。つまり、「わからないはずがない人たち」がオムツにされていたということが、この実践の中でわかってきた。

老人の大半は、病院からオムツでやって来て、ほとんどの人はオムツだけではなくて、つなぎ服も着せられてやって来ます。病院でそうだったのだから、もうこのままでも仕方がないとみんなが思って、そのままオムツという排泄ケアをしていた。だけど、そんなことはなくて、まずゼロにリセットしなければいけない。そして、排泄ケアのアセスメントをやり直していかなければいけなかったのです。

「生活リハビリクラブ」の誕生

私は当時、講演で「専門家が寝たきりや呆けをつくってきたんだから、素人が寝たきりを起こして、呆けを元気にしよう」とアジテーションしていましたが、これを本当にやる人たちが現れてきました。

看護助手として老人病院に勤めていた下山名月さんが、在宅で老人を支えたいと、一緒に勤めていた金田由美子さんと二人で辞めて、在宅で寝たきりの認知症老人を支えるデイサービスをつくったのです。

当時、デイサービスはいっぱいありましたが、そのほとんどが「呆けと寝たきりお断り」で、本当に困っている人ほど行けないという状況でした。そこで二人は、意を決した。金田さんは下山さんにこう言ったそうです。「あんた、べっぴんなんだから、スポンサーを探しなさい」と。程なくしてスポンサーが現れました。なんと「添い寝だけしてくれたら金はなんぼでも出す」という七八歳のスケベなじいさんでした。仕事熱心というべきか、貞操観念がないというべきか、彼女は本気で考えたそうです。仕幸か不幸か、生協が特養をつくるという方針を出したという情報をつかんだ彼女たちは、理事長のところに直談判に行きます。「これからは施設じゃありません、在宅です」と訴えて、特養をつくるという計画を遅らせて、使っていない配送センターを三〇〇〇万円くらいかけて改装して、「生活リハビリクラブ」というデイサービスを立ち上げました。

したいか、したくないか、という女性的発想

呆けも寝たきりも大歓迎で、一日一人三〇〇〇円、送迎を入れるともう一〇〇〇円で始めたわけですが、いくら計算したって採算なんか全くとれないわけです。私たち男性がやっていたら、利用計画をつくった時点で、とてもじゃないけど赤字でできないという結論が出るのでしょうが、彼女たちは、できるかできないかではなく、したいかしたくないかです。したければ、数字なんていくらでもつくれるというわけです。

生協に提出した数字では、一日に三〇人くらいが利用することになっていました。そんなに利用するわけがありません。しかも、送迎で一〇〇〇円取ると、タクシーの

業務法違反です。風呂に入れて帰すと、公衆浴場法違反です。送迎用でない車で金を取ると、これまた違反でした。だんだんそういうことがわかってくるのですが、彼女たちは、「警察につかまったって、ごめんなさいって謝ればいいじゃない。そう同じ人に何回もつかまらないでしょ」とうそぶいていました。これも女性的発想なのでしょうか。

病院のソーシャルワーカーは、彼女たちの報告を喜んでくれたそうです。退院しても行くところがない人たちが大勢いて困っていたからです。でも保健所では、所長が出てきて「医者はいるのか、看護婦は？」と聞かれました。「素人で介護経験のある三人と、生協のボランティアでやります」と言うと、「いざとなったらどうするんだ」と怒られて帰ってきました。でも彼女たちは強いですね、「変なお医者さんがいるより、救急車呼んだほうが確かだから」なんて言いながら、嬉々として始めるわけです。

私はその下山名月さんから、私が東京と広島で生活リハビリ講座を始めたころに、お手紙をいただきました。私が最初に出した『老人の生活ケア』（医学書院）という本を、当時、介護用品を売り歩いていた多比良という会社の営業マンに紹介されて読んだのがきっかけだったそうです。

介護現場がまだ非常に閉鎖的だったころ、多比良の営業マンというのは、いろいろな施設を回って情報を提供していました。だんだん上場を目指すような会社になって体質が変わってしまいましたが、当時は「富山の薬売り」みたいに、施設から施設へ文化を伝える仕事をやっていました。下山さんも、そこの営業マンに「おもしろい人が本を書いている」と勧められたそうです。

封筒を見ると、達筆で「下山名月」と書いてありました。私は、名月をメイゲツと読んで、多分お花のお師匠さんか何かだろうと思って会ったのですが、そこに来たのはセーラー服が似合いそうな、かわいらしい女の子でした。その子が、生協を動かして何千万もかけたデイサービスを立ち上げると言うのですから、これには驚きました。

そんなスケールの大きな話を、こんな女の子が企画して、またそれを受ける生協があるということにびっくりしました。そこは、ちょっと新しいもの好きの「生活クラブ生協」というところでした。彼女たちは、設計段階から関わって、「トイレはとにかく真っ直ぐ」とか、「自動ドアは危ないからダメ」とか、「玄関も真っ直ぐ」とか、いろいろと注文をつけるのですが、それを全部聞いてくれたというから、よけいに驚きました。

日本の介護を変える実践が始まった

それまでの特養では、要求したことの三分の一も通ればまだよかったほうです。まして、下っ端の言うことなんて三分の一も通らなかったのに、彼女たちの付けた条件は全部通ったわけです。そういう驚きの連続の中で、「生活リハビリクラブ」はスタートします。

私は、広島の特養からここを見に来て、すごくびっくりしました。その驚きを『老人介護　問題発言』（雲母書房）の中の「民間デイサービスの七不思議」という章に書いています。

何に驚いたかというと、まず、食事を一緒に食べているということでした。老人も職員も一緒に食べる。食べながら介助するのです。食べながら介助すると、テンポがちょうどよくなる。おっとりしている介護職でも、食べさせているだけだと必ずテンポが早くなる。いつもイライラして、パッパと手際よくやる介護職だと、要介護老人を左右に座らせて、二人に食べさせながら自分も食べるとちょうどいいペースになるはずです。一緒に食べていると、老人が次に何を食べたいのかという気持ちだってわかるようになります。

もう一つ驚いたのは、いつ排泄ケアをやっているのかわからないということでした。みんながグループ活動で、編物なんかをしながらしゃべっていると、スーッと職員がやって来て、ちょっと耳打ちしたかと思うと、スーッと連れて行く。しばらくするとトイレを済ませて、またわからないようにスーッと帰ってくる。これが本当の排泄介助だと思いました。特養の排泄介助は「全館排泄介助」ですし、オムツ交換も「全館オムツ交換」ですから、誰がどこでオムツを替えているのかわかってしまう。

お風呂も同じでした。いつの間にかお風呂に連れ出していて、出てきたころには、頭もドライヤーで乾かしていて、口紅までつけているという、えらい余裕です。それに引き換え、特養は「全館入浴介助」ですから、職員一人残して全員が入浴介助です。ストレッチャーが廊下を行き来すると、水がポタポタ落ちるため、廊下にも出てはいけないというので、「この時間帯は部屋に入っていなさい！」なんて言われていたわけです。

生活リハビリクラブには、オムツの方はほとんどいませんでした。念のために当てている人はいても、トイレに連れて行くから濡れることはない。そのうちオムツは自然に外れて、「安心パンツ」なんていうちょっとのお漏らしなら吸収してくれるものを着ける、というところまでいきます。利用者が老人病院や特養と違っているわけではないというのに。

老健に新しい介護を持ち込んだ青山幸広

青山幸広という名前をぜひ覚えてください。フリーになってまだ二年ですが、あっという間に全国でひっぱりだこになって、『力愛不二』（雲母書房）という大変すばらしい本が出ました。聞いたことのない言葉だと思いますが、これは少林寺拳法の教えを説いた言葉で、「愛を伴った力こそ意味がある」という意味だそうです。読んでいただくとわかりますが、非常に笑えるし、涙も出ます。一見、自伝風の物語の中に、介護の専門性とは何かということが実によく出ている本だと思います。

彼は、青森県は津軽の出身です。家が貧しかったこともあり、何か手に職をつけようと、保父さんになります。男性保育士のはしりです。だけど、保父としては上手くいかなかった。ピアノは弾けないし、言葉遣いは乱暴だしで、とうとう父兄から担任を外されます。保母資格を持っていると、一年学校に通えば介護福祉士の資格が取れると知った彼は、資格を取って特養に勤めるようになるのですが、ここもまたクビになってしまう。

その後、東京に住んでいた義理の姉から、私が出している「ブリコラージュ」という雑誌が定期的に送られてくるようになります。それを読んだ彼は、いままで自分が考えていた介護と同じような介護観に基づいて実践している人たちが、全国にいっぱいいることを知って感激した。そこで、情報欄を見て新潟で行われる「オムツ外し学会」に、津軽から車に乗ってやって来ます。

私はその学会で、先ほどの「生活リハビリクラブ」の実践をしゃべっていました。それを聞いていた彼が、客席で「うわあ、こんなケアがあるんだ。行ってみたいな」と独りごとを言ったら、隣にいた人が、「来る?」と言ったそうです。なんとその人は、「生活リハビリクラブ」のスタッフだったのです。

彼は、その足ですぐ新潟から「生活リハビリクラブ」のある川崎に行き、タクシーの運転手をやりながら、ボランティアとしてそのまま「生活リハビリクラブ」に居着きます。ちなみに、私も高校中退でしたから、手に職をつけようと二種免許を取りました。だから、いつでもタクシーの運転手ができるわけですが、二種免許を持っている介護職というのも私と彼くらいだと思います。

そして、ボランティアとして関わっているうちに、彼の地元の青森で老人保健施設をつくるという話が出てきて、そこの介護長にならないかという話がきます。

ところが、それからが大変でした。彼は生活リハビリクラブでやっていた介護をやろうとするのですが、老健というところは、医者もいて看護婦も大勢います。つまり、安静看護が介護だと思っている人たちです。そこで彼は、「入ってきたら、とにかくトイレに連れて行く」と主張するものですから、大喧嘩になります。入所の条件は、パンツを七枚持ってくることでした。そして、パンツがあるんだからオムツは要らない、と言い張るわけです。家族に「ない」と言われれば、近くのダイエーに走って、五枚幾らの安売りパンツを買ってくる。そうして、ともかくオムツを外してトイレに連れて行くのです。

だけど、こういうトイレで排泄するという当たり前の生活は、安静看護の世界から見ると危険行為ですから、医者や看護婦からはものすごい反発を受けます。老人が、

「食欲がない」と言えば、彼は出前をとります。そうすると、「栄養が偏って長生きできません」なんて言われる。もう十分長生きしているのですから、「長生きできない」も何もないはずです。それに、トイレに連れて行ったり、出前をとるなんていうことは、生活の中では当たり前に行われていることです。

さらに彼は、お風呂にも機械浴は一切要らない、と主張します。でも制度上、設置しないわけにはいかないので、入れることは入れるのですが、一切使わない。寝たきりの人でも、普通の家庭用のお風呂に入れます。だから、ここの職員は特浴の使い方を知りません。最初から、全員を家庭用の風呂に入れているからです。

「なんで教えなかった？」「誰も聞かなかった」

ある日、彼のところへ元気のないおばあさんがやって来ます。そこで彼は、なんとか元気を出してもらおうと思い、「死ぬまでにもう一回行ってみたいところはない？どこでも連れて行ってあげるから」と言いました。人生の目的がなくなってしまえば、長生きはできません。血糖値をコントロールするために食事制限しろと言われても、生きていく目的がない人にとっては、食べることより他に楽しみがないわけですから、そんなことは意味がないし、できない。だから、生きていく目的をつくろうと考えたわけです。

そのおばあさんは、「墓参りに行きたい」と言ったそうです。町内には霊園が幾つかあるので、どこだろうと思って聞いたら、なんと「四国の高松」と言いました。驚いた彼は、いかにして諦めさせようかと考えます。

「まずね、高松に行くには、羽田まで行って飛行機を乗り換えなければいけない。二人分の往復運賃だってすごいかかるよ」

「大丈夫、次男が歯医者だから、金は幾らでも出す」

「階段だっていっぱいあって大変だよ」

「あなたが体を鍛えなさい」

私をおんぶして行け、と言うのです。「でも、距離もあるし、時間もかかるし、オムツもしてるんだから、ちょっと難しいよ」と言ったら、「じゃ、今日から教える」と言ったそうです。

「教えるって、オシッコわかるの？」「わかる」「何で教えなかった？」「誰も聞かかなかった」。

病院で「オシッコ！」と訴えたら、怒られたのです。医者も看護婦もいる立派なところで怒られたわけですから、老人施設に来て、そこの職員がそれ以上のことをしてくれるなんて、思わなかった。ここで、オシッコを訴えてもまた怒られると思って、オムツ交換という屈辱にじっと耐えてきた。特養に来てからの数年間、ずっとそういう状況だったわけです。

考えてみてください。尿意、便意がなくなるわけはないです。それ以上に、オムツが濡れているかどうかという皮膚感覚がわからなくなるなんていうことは、さらにあり得ない。それなのに、何でみんなオムツを当たり前だと思って続けてきたのか、それが問題なのです。

第二章　排泄ケアのアセスメント

老化では皮膚感覚も尿意もなくならない

ここから、排泄ケアのアセスメントを考えていきましょう。私は、「アセスメント」という言葉はあまり好きではありません。だって、アセスメントというのは「査定」でしょう。なんか不動産屋みたいな感じですから、これは老人を査定するのではなくて、われわれのケアを査定するという意味で、あえて「アセスメント」という言葉を使おうと思います。

次頁の表を見てください。この表は、『認知症介護』（雲母書房）と『完全図解 新しい介護』（講談社）にも載っています。『完全図解 新しい介護』は一般の人にもわかりやすく書いた本です。私は、一般の人たちに向かって、特に家族から変えていこうと思って、この表を載せました。家族が変わると、介護職があわてて変わらざるを

尿意と皮膚感覚のアセスメント

あてはまる障害および状態

	老化	片マヒ	パーキンソン病	認知症	下半身マヒ（四肢マヒ）	意識障害
尿意・便意	○ 尿道括約筋がゆるむことはある	○ 例外を除いて尿便意はなくならない	○ なくならない	○ なくならない識別ができなくなるだけ	△ 尿意は消失でも代償尿意、便意がある	× 訴えられない
皮膚感覚	○	○ 例外を除いて感覚マヒは手足のみ	○	○	×	× 訴えられない

老化・片マヒ・パーキンソン病・認知症 → オムツ不要。尿意・便意がない場合には、回復ステージを使ってアプローチ

下半身マヒ（四肢マヒ） → オムツ着用していても代償尿便意でトイレでの排泄可能

意識障害 → オムツ使用だが、座位がとれれば排便反射時にポータブルトイレでの排泄可能

得ないだろう、というのが私の考えです。介護職がすごい実践をやったら、看護職も変わらざるを得なくなる。資格で守られている人は、自分から変わるということはまずない。自分の立場が危うくなって初めて変わる。だから、最後に変わるのが医者だろうと思っています。

ごらんのように、老化に伴う症状を記載してあります。尿意、便意が果たしてなくなるかどうかということを、一つずつチェックしていきます。さらに皮膚感覚を見ていきます。皮膚感覚というのは、オムツを当てているところですから、臀《でん》部、会陰《えいん》部などの皮膚感覚がなくなるかどうかを見ていきます。

まずは老化から見ていきましょう。年をとって一〇〇歳にもなれば、オムツも仕方がないと思っている人がいるかも知れません。しかし、いくら年をとっても、尿意、便意はなくなりません。神経伝達速度がちょっと遅くなるということはありますが、〇・〇何秒ほど神経伝達速度が遅くなったからといって、尿意、便意がなくなるということはあり得ない。皮膚感覚も全く一緒で、老化でなくなるわけがないのです。

逆に、年をとればとるほど、相対的に皮膚感覚が占める割合はどんどん増えていきます。生まれて間もない赤ちゃんは、まだ他の感覚がほとんど発達していないから、一番大きな割合を占めるのは皮膚感覚です。だからスキンシップが大切なのです。それから味覚、嗅覚、聴覚、視覚の順で発達していきます。「より高度な感覚へ」なんて言われていますが、これだと皮膚感覚が低度かのように感じてしまうので、この言い方はあまり好きではありません。「感覚が遠隔化していく」という言い方のほうがいいでしょう。近接したものの感覚から発達して、遠くに感じるものは後になるというわけです。

私が東京の特養に入れない理由

年をとると逆になります。遠隔化した感覚から順番に機能が低下していきます。まず目が見えなくなり、耳が聞こえなくなり、鼻が利かなくなりますが、味覚と皮膚感覚だけは最後まで残ります。だから老人の味覚は、皮膚感覚と同じくらい大事にしなければいけない。どうせ味なんてわからないだろうと、ご飯にいろいろなものを混ぜて食べさせるなんていうのは最悪です。呆けがあるからこそ、われわれが食べておいしいと思えるものを出さなければいけない。食事は、無意識が落ち着くかどうかを決める、ものすごく重要なファクターです。自分の口に合わないものを食べさせられると、われわれだって心が荒れます。

私なんか、年をとっても東京の特養には入れないと思います。納豆が出てくると、絶対に荒れるでしょう。「腐ったものを食わしたな」とか言って、問題行動を起こすはずです。だって、味覚ぐらい保守的なものはないです。最後は、三歳から四歳のころの味覚まで戻ると言われています。そうだとすると、やはり地元広島の特養でないとダメでしょう。ソースの甘いお好み焼きを食べていれば、ニコッとして無意識が落ち着いているということになるでしょう。

だから、ご飯に薬を混ぜるなんていうのは絶対にやめましょう。もっとひどい寮母は、ご飯にヤクルトまで混ぜたりしますが、老人が食べたいかどうかという基準は、自分が食べておいしいかどうかです。

皮膚感覚というのは、年をとればとるほど味覚以上に大事になってくるので、なくなるわけがないのだとすれば、濡れているかどうかはわかるはずです。尿意は自分の身体の内からの感覚ですから、もっとなくなりません。出そうだというのもわかる。だから、いくら年とったからといってオムツにしてはいけないのです。

人間は赤ちゃんのときにはオムツなんだから、年をとって最後にまたオムツになるのは自然だ、という言い方をする人がいます。しかし、それは老人が本当に赤ちゃんみたいになったときの話です。トイレに行けというのも酷になり、オムツを着けていることがストレスにもならない、そういう世界に入ってしまった場合には、オムツを使うのは悪いことではないと思います。無理して連れて行くことのほうが、かえって負担になるという段階になったら使ってもいいでしょう。でも、まだプライドの残っている人を、当たり前だからと言ってオムツにしたのでは、人間をダメにします。

お漏らしは長生きのサイン

だれでも、年をとるとお漏らしをするようになります。それは別に感覚障害ではありません。尿道括約筋という、いつもはキュッと締まっていなければいけない筋肉が、ちょっと緩んだということに過ぎません。目が薄くなる、耳が遠くなるのと基本的に同じことです。収縮していなければいけないものが緩んだというだけです。

では、なんで緩むのかというと、これはもう仕方のないことです。この尿道括約筋は、ほかの筋肉とは違って、七〇年、八〇年休みなくがんばり続けてきた筋肉です。大腿四頭筋や上腕二頭筋は、人が動いているとき以外はずっと休んでいて、人が寝ているときも一緒に寝ています。でも、尿道括約筋だけは、人が寝ている間もずっと休みなく働いているのです。

唯一休めるのは、一日たった数回のジャーッという間だけです。でも、何十秒か休むと、すぐにまたギューッと締めなければならない。こんなことを七〇年、八〇年やっていると、「何でわしだけこんな目に合わにゃならんのだろう。他の筋肉はいいよなぁ」と思って、ちょっと気を緩めたというのがお漏らしです。

意識を失ってお漏らしをしたら救急車ですし、痛みを伴ったお漏らしをしたら泌尿器科です。だけど、トイレに間に合わなくてしてしまったお漏らしや、くしゃみをした途端にしてしまったお漏らしというのは、老化に伴う生理的退行です。だから、それなりの対応をちゃんと考えればいいだけのことです。昔はこの対応法がわからなかったから、病人用のオムツを当てられて、あっという間に寝たきりをいっぱいつくってきました。

いまはありがたいことに、高分子吸収体、ポリマーが吸収して固めてくれます。ですから、オムツがあっという間にパンツになり、パットになりました。女性の生理用品をちょっと大きくしたようなものを、下着にはさみ込んで交換するというやり方で、外から見てお漏らしをしていることが本当にわからなくなりました。

最近では、パットをつけてゲートボールをしているばおあさんも大勢いるし、温泉旅行にだって行っています。そういう、お漏らしがあっても生活空間が広がっていて、人間関係が保たれていれば、呆けや寝たきりにはならないわけですから、目が弱くなったらメガネをかけるのと同じような対策を考えればいい、ということです。

認知症で尿意はなくならない

老人が排尿の前にあれだけウロウロしたり、お漏らしをしたあとで濡れたパンツを押入れの中に隠したりするのは、皮膚感覚も尿意もわかっている証拠です。確かに、一部の認知症、ピック病やアルツハイマー病は中枢神経の萎縮によって起こります。しかし、それ以外の老人性認知症も脳の萎縮だと医者は言うけれど、私は違うと思っています。まず認知症が先にあって、脳の萎縮はその結果だと私は考えています。このことについては、『認知症介護』の第一章で詳しく述べていますので、そちらをお読みください。

ところが、ピック病やアルツハイマー病という、一部の脳を原因とする認知症でも、末梢神経はもちろん、それを伝える脊髄も、感覚を受け取る感覚領野はやられていません。尿意というのは膀胱感覚で、便意というのは直腸感覚です。それが、末梢神経から脊髄を通って大脳の中の感覚領野に届くわけですが、認知症で脊髄が萎縮したとか、末梢神経がやられたという話は聞いたことがありませんし、感覚領野が特に萎縮するわけではありません。それでは、なぜあんなに放尿したり、失敗したりするんだということになります。

刺激が膀胱から神経を伝わって脊髄に入り、感覚領野に届きます。認知症はここから先に問題があるのです。届いている感覚が何なのかがわからないし、識別ができない。この感覚が何だったのか、思い出せないのだけれど、違和感はある。何だろうなと思っているうちに、間に合わなくて漏れるというのが、一番深い呆けです。こういうケースは、わけがわからなくてボーッとしているうちにジャーッと出てしまうという、相当に深い呆けですが、ここまでの人はそう多くはありません。

もっと多いケースは、もうちょっと手前で、これはオシッコだと識別できるし、これはウンコだとわかっている。でも、どうしていいかわからないし、判断ができない。私たちは、尿意を感じたら、トイレに行かなければと思います。しかし、このケースでは、どうしていいかわからなくてウロウロします。困惑してウロウロしながら、何かを求めている。つまり、私たちの適切な介助を求めているのです。ウロウロ、何かを求めているような不安困惑型の徘徊を示します。

もっとも多いのは、尿意、便意は識別できるし、判断もできるのに、トイレがどこかわからないというケースです。トイレを探しながら歩き回ります。トイレに入ったので、「ああ、よかった」と思うと、用を足さずにすぐに出てくる。ここがトイレだと思えないのです。というのも、昔のトイレというのは、暗くて、狭くて、臭いところでした。でも、いまの施設のトイレというのは、広くて白くて奇麗です。しかも洋式ですから、とてもトイレだとは思えずに、こんなところでオシッコはできないと思って出てくる、という状態になります。

洋式の水洗トイレでは排泄できない

あるデイサービスセンターでは、いくらトイレに誘導してもやろうとしないおばあさんを、隣の公園の、臭い、古いトイレに連れて行くと、ちゃんとしゃがんで用を足したそうです。そこでスタッフは、トイレの一角をカーテンで狭くして、電球を黒く塗って、板の間を敷き詰めてポッチャントイレみたいな雰囲気をつくった。さすがに臭いまでは再現しませんでしたが、これをやったら、そこでやるようになったという話があります。

だんだん、新しい世代が老人になるので、洋式の水洗トイレに対しても抵抗がなくなってくるのでしょうが、まだもう少しの間は、奇麗な、白い、水が流れているトイレのことをトイレだとは感じられない世代が存在しています。洋式トイレだって前向きに座りますもんね。環境を老人の世代にちゃんと合わせていかないといけないです。

こうなふうに、徘徊を代表とする認知症老人の問題行動というのは、私たちに何かを訴えている非言語的表現なのです。それを、呆けだからとか、脳が萎縮してるからと言ってしまっては、そこで思考停止です。だって、脳細胞が萎縮していても、問題行動を起こさないで、ニコニコ笑って人気者というおばあさんはいっぱいいます。ある晩は問題行動を起こして、ある晩はぐっすり眠るなんてこともよくあります。夜勤が誰かによっても違うでしょう。

つまり、認知症老人の問題行動というのは、精神障害ではなくて関係障害です。だから、生活の中に原因がある。その典型が、尿意、便意です。便が出て皮膚感覚を感じているのに、どうしていいかわからないから、ウロウロして私たちに適切な対応を求めているということです。したがって、認知症老人の行動を察知して、「ああ、トイレだな」と思ったら、さりげなくトイレに案内するということを、私たち介護職はやらなければいけません。

歌が長調から短調に変わるとき

川崎の生活リハビリクラブの下山さんたちは、東京や横浜からやって来る二十数人の重度の人たちをケアしていました。深い呆けの人たちをいっぱい受け入れていましたが、オムツはしないで、ちゃんとトイレに誘導していました。尿意、便意は訴えないけど、非言語的表現をちゃんと受け止めていたのです。

Tさんという人がいました。五〇代の働き盛りにアルツハイマー病と診断され、脳全体が萎縮してきて、意識もはっきりせず、どこも受けてくれるところがなくて生活リハビリクラブに通って来ているという方でした。不思議に、私の顔を見ると怒る人でした。「いままで何してたんだ！」と言うのです。口調からすると、どうも会社の部下だと思っているようでした。丸顔で小太りの、気に入らない部下がいたのでしょう。仕方がないので、「申しわけありませんでした」と、とりあえず謝ってみるよりありません。アルツハイマーの一人くらい手なづけられないはずはないと思って、スキンシップをしながら昔話をしたりしても、全然ダメでした。それでもしばらくは、何とかできるだろうと思っていました。

一カ月たって、私の役割は目を合わさないことだと気づきました。相性が合わないものは仕方がないです。ほかの人とは上手くいっているのですから、無理してその人といい関係をつくろうと思う必要はない。相性による多様な組み合わせができるのが、特養のような開かれた介護関係のよさです。無理して受容しようとしても、そんなのはすぐにバレます。ニコッと笑いかけても、心からやっていないのでは通じません。そういう意味では、認知症老人は、人の無意識を見抜く天才です。

赤ちゃんもそうです。今日は早く寝かしつけて夫婦でいいことを、なんて思っていると、なかなか寝ない。明日から出張だというと、急に熱を出したりする。あれは、こちらが何か意識的に、意図的にやろうとしている不自然さを見抜いているとしか思えません。認知症老人も全く同じです。こちらに余裕がなくて、それでもニコッとしなければ、なんて思っていると、絶対に落ち着いてくれません。

このTさんという人は、奥さんが誰かすらよくわかっていませんでした。でも、奥さんが迎えに来ると、ニコッとします。つまり、言葉が出ないだけで、無意識にはわかっているのです。みんなが風船バレーボールなんかをやっていても、全然参加しません。いつも鼻歌を歌いながら、フロアをウロウロしている。左回りが多いというのは認知症老人の癖です。家から出ていなくなったときに、曲がり角を左に曲がっていくと見つかる、ということがよくあります。

もう一つ、認知症老人の癖があります。食事が終わると、食器を全部タテに重ねます。湯のみの上にお皿を乗せたりする。あれは何なのでしょうか。いまからそういう癖がある人は、ちょっと気をつけたほうがいいですね。

そのTさんが、鼻歌を歌いながら、廊下を左回りにグルグルと歩き回っているときに、鼻歌が長調から短調に変わることがあるそうです。これが、Tさんのオシッコのサインです。どうも歌の調子がちょっと変だと思って時計を見ると、さっきのトイレから三時間経っている。トイレかなと思って誘導すると、大体百発百中だそうです。無意識のサインを感知できれば、そういうことができるようになっていきます。

大きな施設でもオムツは外せる

こういうことは、大きな施設でもできます。東京都の北区に「清水坂あじさい荘」という施設があります。東北新幹線に乗ると、赤羽のあたりで左側に立派な建物が見えてきます。北区が何十億というお金をかけてつくったという豪華な施設です。鳥海房枝さんという保健婦さんが、介護の責任者をしていました。

この施設は、深い認知症の人から優先的に入れています。ですから、要介護度4や5の老人ばかりです。しかも鳥海さんは、看護協会の抑制廃止委員もやっているので、つなぎ服も抑制だと言って、入荘してくると全部外します。だから、そこら中オシッコがたれ流されていて、とにかく臭いがすごい。

あるとき、スタッフの一人が「臭いがひどいです」と言ってやって来たので、彼女は「どうする?」と聞き返しました。そこでもし、「もう一回つなぎ服を着せる」と答えたら、「スタッフ全員、一日オムツを着けて過ごして、それでいいと思ったらやれ」と言い返そうと思ったそうです。

しかし、彼女のスタッフは「いま、オシッコの地図をつくってます」と言うのだそうです。誰が、何時に、どこで放尿するかという地図です。いつも同じ時間に、同じところに、同じ人が来てオシッコをしているのです。ちゃんと人気のない隅のほうに行ってやるというから、便意や尿意がちゃんとわかっていて、これはトイレに行かなきゃいけないということもわかっているのでしょう。これがわかれば、後は「待ち伏せケア」をすればいい。待っていれば来るわけですから、来たらトイレに案内してあげればいい、ということになります。

家庭より雑踏のほうが寛容だ

一番重たい呆け、と言われているのが「ピック病」です。これは、前頭葉の脳細胞がどんどん萎縮していくもので、早い人で四〇代後半から起こってきます。人格が変わって、物を盗ったり、急に殴りかかったり、言葉もだんだん出なくなっていきます。でも、どんなに進行しても地理だけはちゃんとわかっていて、デイセンターから出ていっても家にちゃんと帰れるのが不思議です。ピック病の人は、毎日同じ時間に、同じところに来て、同じことをします。つまり、常道行動というのが特徴で、同じパターンを繰り返すことで、落ち着いていられるのです。

ある会社の会長が、毎日同じ時刻に、同じ喫茶店に来て、必ず同じ席に座り、必ずミートソーススパゲティを食べていました。あまりに同じことをずっと繰り返すので、ちょっとおかしいと感じた店の主人が、家族に連絡して病院に行った。そこで初めて、ピック病であることがわかりました。この話をしてくれたのは、山崎英樹という精神科の医師です。

ピック病は介護じゃ看れないと言われていて、そのほとんどが精神病院で、薬でコントロールされているというのが現状です。ところが、この山崎先生が「うちにはピック病が五人います」と言うので、あわてて仙台まで見に行きました。ここは診療所と認知症のデイケア、それから隣接したグループホームと、民家を改造したデイサービスと、民家を二軒使った宅老所があります。

私は、これまで三〇年介護をやってきて、ピック病はたった五人しか見たことがありませんでした。それが、一度に三〇年分見れるというので、土曜日の午前中から、全部の施設を見学してびっくりしました。デイケアは確かに広いけれど、ものすごい人口密度でした。その中で、呆けがある人もない人も、ボランティアからなにから、とにかく大勢いる。お風呂に入っている人がいれば、寝ている人がいて、マッサージを受けている人もいる。名づけて「雑踏ケア」です。

家庭的ケアより雑踏ケアのほうが寛容度があるのです。家庭的ケアというのは、家庭的な雰囲気を乱す人を追い出すことで成り立っています。ところが、この雰囲気を乱す人が、雑踏の中では許されるわけです。走って出て行こうとする人をとめようとすれば、投げられて青あざだらけになることもありますが、それでも山崎先生は、ケアできると言い張ります。現場はみんな素人で、先生がやれるというから仕方なくやるけど、担当スタッフは青あざだらけです。「とてもじゃないけどできません」なんて文句を言いながらも、とにかく「一カ月でいいからやってみろ」と言われて介護職はがんばります。一カ月経って先生が、「どうだ？」と聞くと、全員が「もう慣れました」と答えたそうです。

だから、家庭的ケアで人間の尊厳を守る、なんてきれいごとを言うところは、あまり信用しないほうがいいです。「しょうがないけど、もう慣れましたから」というのが本当でしょう。仙台市内で、どこも受けてくれない認知症老人を全部集めているのが山崎先生のところです。でも、こんな大変な認知症ケアしているところでも、トイレに案内するというのは基本なのです。

脳卒中片マヒでオムツにするな

脳卒中片マヒだからという理由でオムツにされている人がいますが、これもおかしな話です。脳卒中で起こるマヒは、手足の運動マヒと感覚マヒです。極めて特殊な例を除いて、体幹部がやられることはまずありません。しかも、ほとんどが手足の先のほうの運動マヒと感覚マヒで、尿意を感じる膀胱感覚や、便意を感じる直腸感覚はマヒしていないのです。

皮膚感覚についても、感覚障害は手足だけですから、会陰部がマヒすることはまずあり得ません。つまり、オムツが濡れているかどうかさえわからない、なんてことになるわけがない。便が出そうなのもわかるし、オシッコが出そうだというのも全部わかります。それなのに、なぜオムツを当てられているのでしょうか。もし歩行障害があるから、つまり移動能力に問題があるからオムツを当てられているのだとしたら、これはひどい話です。

片手で起き上がれない人はいないし、片足で立てない人もいないはずです。車イスに移ってトイレに行くことなら誰でもできるし、ましてポータブルトイレなら脳卒中でも行けないはずがありません。だから、もし脳卒中の人がオムツにされているとしたら、それは脳卒中一人ひとりの障害に環境を合わせてないということです。

ベッドの幅やベッドの高さ、ポータブルトイレだって台形のものではなくて、椅子型で介護用のものを使えば、脳卒中でオムツにしなければいけない理由なんてどこにもないはずです。もちろん脳卒中でも、脳を広範囲にわたってやられていて意識障害を伴う場合は別ですが、それ以外でオムツにしているとすれば、それは介護の敗北と言わざるを得ないでしょう。

パーキンソン病でオムツにするな

パーキンソン病やパーキンソン症候群でもオムツにされている人がたくさんいます。パーキンソン病は、筋肉が固くなるという病気です。感覚障害は一切なく、いくら進行しても起こりません。皮膚感覚も尿意も最後まで残っています。しゃべることが少しわかりにくくなることはありますが、それは相当進行してからのことで、いい介護職なら状況を見てオシッコだとわかるはずです。大半の人は歩行障害があるので、歩くのに時間がかかって、トイレに行く途中で漏らしてしまうということでオムツにされていることが多いのではないでしょうか。

私は、『身体障害学』（雲母書房）という本で、「片マヒ者とパーキンソン病の人への誤解をやめよう」ということを一生懸命に書いています。パーキンソン病の人は、寝返りはできないけれど、階段は昇れるというのが特徴です。だから、一人で歩いて帰って来ても、ベッドに横になった途端に、「横を向けてください」と介助を要求します。それなのに、「歩いて帰って来たんでしょう。一人でしなさい！」なんて言うのでは、給料をもらっている身分として本当に恥ずかしい話です。そういう障害なのですから、ちゃんと介助してあげなければいけない。

だから、パーキンソン病の人はものすごく誤解されています。自立心がないとか、依存心が強いとか言われている。介護職の中には、根性が悪いと言う人もいます。そばにいると、すぐに介助を要求するくせに、遠くで隠れて見ているとちゃんと自分でしている。隠れて見ているほうが根性が悪いです。そばに人が立っていると緊張して、心の緊張が筋肉の緊張になるから動けないだけです。

先にも述べましたが、パーキンソン病というのは、ドーパミンという物質が足りなくなることで起こります。このドーパミンという物質は、筋肉をリラックスさせる役割に関与していて、これがなくなるから筋肉が固くなるのです。さらに、ドーパミンは皮膚の色素沈着にも関与していますから、色の白い人というのは、実はドーパミンが少ないのです。だから、色黒で下品に酒を飲んで、パーッと騒いでいるような人はまず大丈夫だと思います。その代わり、そういう人は、アル中とか肝硬変にかかりますから、どちらを選ぶかという話です。

いずれにしても、寝返りや起き上がりを工夫したり、ちょっと介助をすれば、立って歩けるという人は多いです。しかも、頭がしっかりしている人も多いですから、せっかくある尿意、便意を生かして、オムツにしないケアはできるはずです。

下半身マヒでもオムツ不要の人がいる

最後に、下半身マヒによる脊髄損傷、あるいは首をやられた頸髄損傷による四肢マヒを見ていきましょう。これは、脊髄が途中で切れていますから、尿意、便意はおろか、皮膚感覚も届かないのだから仕方がないと思うと、そうでもないから不思議です。

私がいた特養ホームには、なぜか下半身マヒの人がたくさんいました。他の施設では難しいというようなケースを、ちゃんとケアするというのが介護職のプライドです。だから、グループホームなんていうのは、よほどプライドのない人たちがやっているのだと思います。だって、「要介護度3になったから出ていただきます」なんて平気で言うでしょう。それで介護をしている、なんて言われたのでは腹が立ちます。特養から見たら、あんなのは「ままごと」だと思っています。

当時、下半身マヒの人は珍しくて、他の施設で断られてうちに入所してくるケースが多くありました。確かにうちの施設でも、下半身マヒの人はオムツをしていました。でもそれは、いつ出るのかという感覚がないからであって、実際にオムツを濡らすことはほとんどありませんでした。どうしてかというと、ナースコールを押して尿意、便意を訴えるからです。これはオシッコがいっぱいになったサインだとか、これは便が出るサインだとわかるのです。

なぜそんなことがわかるのかというと、感覚のない両足がピーンと突っ張る気がするとか、頭がちょっと重たいとか、悪寒がするとか、寒くて鳥肌が立ったりするからです。われわれでも、排泄したいときにちょっと鳥肌が立ったりすることがあるでしょう。あれは何かというと、信号が自律神経に伝わって、そういう症状が出ているのです。

自律神経というのは、脊髄の中ではなく、両側を通っています。だから、脊髄損傷で脊髄を完全にやられても、自律神経は生きています。もちろん、中には全然わからないという人もいますが、自律神経に伝わることで、尿意と便意の区別までつくという人がいるのです。

ナースコールを鳴らして、「オシッコだ」と言うと、「ああ、そう。じゃ、ちょっと我慢して」と介助してトイレに座らせて、自分で恥骨の上をちょっと押さえると、溜まっていたオシッコがシャーッと出る。これは、「トリッガーポイント」と言います。拳銃の引きがねのことをトリッガーというので、つまりは「引きがね点」という意味です。

パンパンになっている膀胱に、ほんの少し圧力を加えると、収縮して排尿反射が起きる。残尿があると、尿路感染や膀胱炎になって大変なのですが、それでも反射は生きています。脊髄の途中はやられていても、脊髄と膀胱の間の排尿反射というのはちゃんと生きているので、ちょっと人為的に刺激を与えてやることで、残っている体の機能が、全部出るまで収縮するということをやってくれるのです。このトリッガーポイントは、人によって違っていて、尿道口の上のあたりという人もいます。

便の場合は、尿のときよりも、もう少し強く押さえます。直腸に圧力がかかるように押さえると、やはり排便反射は生きていますから、これで便をするということができていました。もちろん、ときには失敗することもありますから、念のためにオムツは着けてはいたけれど、ほとんどの方はオムツに排便、排尿をさせないということができていました。

このように見てみると、老化とそれに伴う障害というのはたくさんあるけれど、その中で本当にオムツが必要なのは、脊髄損傷と、頸髄損傷の一部の人と、意識障害のある人くらいであることがおわかりいただけたと思います。意識障害でも、ものすごく呆けが進行して、赤ちゃんのようになってしまっている人以外は、ちゃんとわかっているはずです。さあ、排泄ケアの見直しをしていきましょう。

第Ⅲ部　生理学的排泄ケア

第一章　尿意、便意は回復する

五日間の検査入院で

特養ホームに入所中のおばあさんが、検査入院することになりました。素人目にはとても元気そうに見えていたのですが、心臓が悪いので詳しく調べて治療方針を出したい、という病院側の意向により、入院することになったのです。七〇代の後半で、持っている杖をときどき忘れてくる、というくらいの人でした。このおばあさんを、当時私が乗っていた中古のミニカ３６０の助手席に乗せて、着替えと洗面用具をダンボールに入れて病院へ向かいました。

病院に着いて、「このベッドです」と言われたベッドが、いつも使っているものに比べるとちょっと高かった。でも、まあ病院だし、検査は一週間もかからないと言われていたし、おばあさんも頭はしっかりしている人でしたから、と思って何も言わずに帰ったのが間違いでした。

五日経って迎えに行ったときには、完全にオムツでした。連れて帰るときには、もう車イスでしたから、ミニカ３６０では行けません。二四時間テレビの第一回目でもらった、リッター三キロしか走らないリフト付きの車イス用の車で迎えに行き、車イスのまま車に乗せて極楽寺山に向かいました。運転しながら振り返ると、目がトローンとしていました。たった五日間入院していただけです。いまにも車イスの上で立ち上がりそうで、「ちゃんと座っててね、いい?」なんて言いながら帰って来ました。

よく車イスに乗せると立つからというので縛っている施設がありますが、あれはみっともないのでやめましょう。いくら縛ったって、車イスのまま持ち上げて歩きます。あれを「ヤドカリ歩行」と呼んでいますが、かえって危ないです。ずり落ちたっていいじゃないですか。ずり落ちたら、また戻してあげればいいのですから。

特養に戻ると、担当の寮母が迎えに来て、二人がかりでベッドに移しました。「オシッコ出てる?　出てない?」と何度も聞きましたが、「わからん」としか言いません。開けてみるとビショビショでした。担当の寮母は、「この人は、今日は熱あるからオムツにしようと言っても、いや、トイレに行くと言い張った人だったのに、その人が、オムツを当てられて、こんなに濡れているのに、わからなくなるなんて」と言って泣きました。

認知症もなかったし、片マヒもないし、パーキンソンもなかったのに、なくなるはずのない尿意も便意も全くなくなっていました。それから皮膚感覚も危ないのです。たった五日でこうなったというのは一体どういうことなのでしょう。

トイレかオムツかという二者択一

尿意や皮膚感覚というのは、下半身マヒや脊髄損傷、四肢マヒが完全マヒであったときには、確かになくなります。それでも、代償尿意や代償便意は生きているのですが、皮膚感覚は完全になくなってしまうので、オムツが濡れているかどうかはわからなくなります。でもそれ以外は、解剖学的にも全く説明がつきません。

ここで、もう一度「尿意と皮膚感覚のアセスメント」の表（一一六頁）をご覧ください。老化、片マヒ、パーキンソン病、認知症、下半身マヒ、さらに意識障害という、老化に伴う症状、障害を並べて、尿意や便意、皮膚感覚がなくなるかどうかを示しています。片マヒやパーキンソンでオムツをしている人は圧倒的に多いです。まして認知症だとオムツは仕方ない、と思われているかもしれないけれども、そんなことはありません。ちゃんとアセスメントをやろうというのが第Ⅱ部での話でした。

そこで、検査入院のおばあさんのケースをこの表に当てはめて見ていきましょう。おばあさんは、検査入院で五日間入院して、間もなく退院して帰って来たら、尿意や皮膚感覚がなくなっていました。年はとっていましたが、ほかに障害は何もないわけですから、全く理屈に合わないことが起こっているということになります。

結果的には、彼女はもとの「トイレに行く」という排泄行動に戻るのですが、帰って来た当初はほとんど混乱した状態で、まともに話もできませんでした。表情も落ち着かないし、夜も寝ないという状況がしばらく続きましたが、少しずつ落ち着いてきたころから、ぼつぼつと話を聞くことができるようになりました。

入院したその日の昼間は、環境が変わったということが頭に入っていたので、特養と比べて少し高いベッドでしたが、恐る恐る足を下ろしてトイレまで通っていました。その夜、いつものつもりでベッドの下に足をおろそうと思ったのですが、足が届かなくて、ズルズルッと尻もちをつくような形で床に座り込んでしまったと言います。

そこに、運悪く看護婦さんが入ってきました。「運良く」ではなくて、「運悪く」です。入ってこなければ、彼女は自分の力で床からサッと立ちあがってトイレに行って帰ったと思いますが、病院というところでは、「床に座り込んでいる」という姿勢が、異常な状態に映るのです。だから、這ったり、いざったりというのを「徘徊」というふうに呼ぶわけです。

民家を使ってやっている宅老所なんかでは、徘徊はありません。徘徊しているのですが、畳だから徘徊に見えない。和式の環境なら、這っていようが、いざっていようが、それは移動動作の一つです。ところが、病院というところは洋式の環境ですから、床に座った姿勢そのものが異常事態に見えてしまうのです。

それで、その看護婦さんは、「ちょっと大変だからもう一人来て！」と言って、二人がかりで全介助しました。けっこう重たくて大変だったと思いますが、ベッドに上げてまた落ちてはいけないからと、ガチャンと柵を下ろしたそうです。この病院では、「元気」と「病気」という二元論ですから、歩いてトイレに行けない人はオムツということで、その日の夜からオムツを当てられることになりました。

オムツ性歩行の理由がわかった

「オムツ体験」というのがあります。自分で実際にオムツをつけて、その中に、まあ大便までやる人はいないでしょうが、オシッコを出してみるというものです。私も、就職してしばらくしたころ、宿直の夜に、老人と同じようにオムツをつけてベッドに横になってみたことがあります。オシッコを出そうと思っても、出るものではない。当時は、布のドビー織りというやつで、ちょうちんブルマーみたいなオムツでした。

あれがスッと出る人は、ちょっと変わっています。私なんかは、トイレットトレーニングを親から厳しくしつけられました。だから、オシッコはしかるべき場所で、しかるべきときに、しかるべき格好でしか出してはいけない、というのがしみついていますから、いくら擬似体験とはいっても出ません。

でも、出さないと体験になりませんから、どうせならベッドサイドに立って出してみようと思った。男だから、立てば出るだろうと思ったけれど、何か怖い。オムツから漏れて、足をつたって出てきそうな気がする。理屈では漏れないとわかっているけれど、そうはいかない。

結局どうしたかというと、オムツをつけたままトイレにしゃがんで、しゃがんだって仕方ないのですが、これで何とか出ました。そのまま我慢できるまで着けていようと思いましたが、私の場合は、ちゃんと宿直室のお風呂にお湯を入れて、いつでも入れるようにしていました。

感覚だけで言いますと、そんなに悪くはありません。フワーッと温かくて、どこか懐かしい感じがしないでもない。ですが、これがオシッコであると思うと、非常に屈辱感がありました。私は実験でやっているので、いつでもやめられるという安心感がありましたが、これをずっとしていろと言われたら、ちょっと大変だという感じがしました。

最初のうちはまだいいのですが、だんだん時間が経つにつれて、冷たくなってくるのです。そうすると不快な刺激に変わってくる。と同時に、布が体にピタッとくっつく。いい布だといわれているものでも、歩いて体をひねればオムツはズレます。濡れたTシャツを着たままのような不快感があるので、どうしても歩き方が独特になる。オムツを当てているから、ちょっとガニ股になって、体をひねらないように歩く、「オムツ性歩行」という歩行の仕方になるのです。そういえば、老人はみんなこうやって歩いているな、というのが自分の体でわかるという感じです。それが一番楽で、普通に歩くと、すれて気持ちが悪くてしょうがない。

さらに、濡れたのがゴムのあたりに近づいてくると、これがもう痛いというか、かゆいというか、むずがゆくてついつい手が行ってしまう。私の場合は、「あっ、これはオシッコだから触っちゃいけない」と思いますが、呆けている人だったら、快か不快かで判断しますから、オシッコだとは思わないで、なおさら手が行くでしょう。そうすると、あとは不潔行為をさせないようにということで、つなぎ服を着せられるということになるのだろうと思います。

彼女は病院のベッドで突然オムツを当てられて、「そこにしなさい」と言われたわけです。ナースコールを鳴らしても、「あんたはオムツをしているんだから、その中にしなさい」と言われる。また鳴らすと、同じ看護婦さんが来て、今度は「あなたのトイレはお股の下よ」と言われたそうです。これ以上鳴らして、ナースコールを抜かれては困るから、思い切ってオムツにオシッコをして、ナースコールを鳴らして、「オシッコが出たんですけど」と言った。すると今度は「オムツ交換の時間は決まっているから、鳴らさなくていいのよ」と言われて、「オムツ交換の時間は一日五回、何時と何時」と書かれた紙を部屋に貼られたそうです。

彼女は、五日経てば退院できると思っていたから、それを止むなく受け入れたわけですが、これが認知症老人だったら、そうはいかないでしょう。不快なものがあれば、それを自分で排除しようとしますから、オムツを引っ張り出して、あっという間につなぎ服ということになると思います。

つなぎ服を着せれば、おとなしくしているかというと、そうはいきません。つなぎ服を着たままオムツが外に出ている、なんていう信じられない事態が起こります。不思議なことに、背中のチャックの鍵はちゃんとかかっているのです。よくよく見ると、右足の紐がほどけているので、ここから出したのでしょう。寝たまま体をひねってひねって、まさに執念です。しかも、几帳面というか何というか、出した後に、ちゃんと折りたたんで横に置いていたりします。こんなことをやりますと、せっかくつなぎ服を着せても、また寝具を汚したということで、今度は手足を縛るということになってしまいます。

迷い込んだのは「アヴェロンの森」

そうならないためには一体どうすればいいのか。病院でオムツを当てられた老人の多くが選んだのは、実はもう一つの道でした。それは、「自分の下半身の感覚を忘れる」という道です。下半身の感覚、つまり尿意や便意、皮膚感覚があるから訴えて、訴えると怒られるのです。自分も手を縛られるし、周りにも迷惑がかかってしまう。自分も周りも、お互いにハッピーになるためにはどうすればいいかというと、自分の下半身の感覚を忘れるしかない。それで忘れたのだろう、というのが私の仮説です。でも、神経障害がないのに感覚を感じなくなる、なんていうことが本当にあり得るのだろうかと疑いたくなりますが、実はこれはあり得るのです。

私は、『関係障害論』（雲母書房）という本を書きました。この本の副題「老人を縛らないために」には、私が現場に一番訴えたい思いを込めました。老人を縛るということは、世界との関係を根こそぎダメにするということです。ちょっと難しそうだな、と感じる方のために『マンガでわかる関係障害論』（雲母書房）というのも描いてもらいました。これは、新潟の特養に勤めていた介護職の市川りんたろうさんが、私の講座を二日間受けて、自分でストーリーを考えて漫画にしてくれたものです。大変よくできているのですが、ちょっと不満があります。漫画の中の私が「こぶ平」みたいで、もうちょっとどうにかしてほしいと思っています。

この本の中で、なぜこのようなことが起こるのか、という論証として挙げているのが、『アヴェロンの野生児』という本の中に出てくるお話です。フランスのアヴェロンの森で、推定年齢一七～一八歳の野生児が発見されました。人間と全く同じ身体を持っているのに、感覚の発現の仕方が人間とは全く異なるのです。森の中で生活するために必要な感覚は、ものすごく研ぎ澄まされているけれども、それ以外の感覚はすべて退化してしまっていた。つまり、人間の声には何の反応もしめさないのに、くるみとくるみが触れ合う音、森の中で生きていくための食料に関する音に関しては、ものすごく敏感に反応を示したのです。

他にも、『狼に育てられた子ども』という本も紹介していますが、これらは、いずれも養護教育のはしりになったケースです。こういう例を挙げて、いわば検査入院したおばあさんは、アヴェロンの森に迷い込んだのと同じで、その「介護がない状況」

に適応するために自分の感覚をなくしたのだ、というふうに説明しています。

だから私は、老人は適応力が弱いというのは嘘だと思っています。いじらしいほどの適応力があるのです。だからこそ、ちゃんと介護をしてくれないところでは、それに合わせて自分の感覚をなくすことで、適応しているのです。これは、すごいことだと思います。

「仮性失認」という仮説を立てる

では、生理学的にはどのように説明をつけたらいいのでしょう。これとよく似たものに、「失認」という症状があります。これは、脳卒中片マヒの人の一部に生じる症状です。失認の「認」というのは、認知の「認」で、つまり認知ができなくなるということです。

例えば、われわれがものを見るとき、目だけあれば見えるかというとそうではなく、感覚器官を通して見ています。まず、刺激が目から視神経を通って、脳の後ろにある視覚中枢に入ります。まだこれだけでは「見た」ことになりません。視覚中枢から視覚認知中枢に入って、初めて「見ている」ということを認知する、つまり意識するわけです。それで初めて「見た」ことになります。

聴覚も同じです。耳で聴くというのも、耳に刺激が入ったら全部聴いているかというと、そんなことはありません。いま、私がしゃべっていることは全員の耳に届いているはずですが、「今晩のおかず、何にしようかな」なんて考えている人は、聴こえていても、聴いていないでしょう。つまり、物理的刺激としては聴覚中枢まで届いているのに、聴覚認知中枢で認知していないという状態です。これは、何か他のことを考えていると認知しないという例ですが、脳卒中による失認というのは、この認知中枢が脳血管障害によってやられている。つまり、器質的な原因によって認知できない状態を「失認」と呼びます。

有名なのは、左空間失認や左身体失認です。左側無視なんて言われていますが、施設の老人を見ていると、左マヒの一〇人に一人くらいはいるのではないでしょうか。ご飯を持っていくと、おかずしか食べない。「ご飯食べないの?」と聞くと、「来てません」と言う。日本では、ご飯が左でおかずは右です。真ん中から左の空間を認知していない、あるいは自分の体の左半身がないかのように振る舞うというのが症状です。

オムツを当てられて、尿意や便意、皮膚感覚まで感じなくなってしまったというのは、下半身の感覚に失認が起こっているのではないでしょうか。失認というからには、脳の中の認知中枢がやられていることを指すわけですが、彼女の場合は、脳卒中があるわけではないので、これは「仮性失認」ではないか、と考えられます。

「仮性失認」というのは、失認とほとんど同じような症状が出ますが、器質的なものではなくて、心理的に失認を起こしている状態です。であるならば、それを引き起こしたものは、環境あるいは関係だと考えることができると思います。それならば、環境や関係を変えることで、「仮性失認」は治るのではないか。この「仮性失認」という言葉は、あくまで私の考えた造語です。他の誰もこの症状を説明できないので、新しい言葉をつくりました。

病院と逆の関わりをしてみる

彼女が自分の下半身の感覚を失認せざるを得なかった理由は、感覚を訴えたら周りから怒られたからです。それでは、その逆をやればいいのではないか、と私は考えました。感覚を訴えたら誉められる、というアプローチをすれば感覚が戻るはずだという仮説を立てたのです。

これを一生懸命やってくれたのは、担任の林寮母と寮母長でした。訴えたら怒られた経験がありますから、放っておいたら本人は尿意も便意も訴えません。たった五日間ですが、人相も変わってしまい、何も言いませんので、こちらから定期的に聞きに行かなければなりませんでした。彼女たちは、ベッドサイドに行っても、オムツをすぐに開けることはせずに、「オムツ濡れてる？　濡れてない？」と必ず聞くようにしました。

最初のうちは、さっぱりわかりませんでした。「あてずっぽうでもいいから、ちょっと言ってごらん。どっち？」と聞いても、本当にあてずっぽうで、確率は五〇％でした。ところが、何度も聞かれているうちに、失認している尿意に意識を集中し始めるから、だんだん当たるようになっていきます。

彼女たちが、「オムツ濡れてる？　濡れてない？」と聞くと、「なんか濡れてないような気がする」と答えるので、すぐに「あっ、そう。ちょっと見せて。本当に濡れてないね」と確認します。「いまはどう？」と聞くと、「濡れてるような気がする」と言うので、開けてみるとビショ濡れです。こうやって、当たったかどうかを一回ごとにチェックしていくと、五〇%だった確率が、あっという間に七〇%、九〇%というように上がっていきました。

考えてみれば、当たり前の結果です。もともと感覚障害なんてないわけですから、そこに意識を集中しさえすれば、わからないはずがありません。ここまでくると、今度は聞かれてから濡れてるかどうかを考えるのではなくて、「濡れているなと思ったら、自分でナースコールを押してくれるとうれしいんだけど」というアプローチに変えていきます。こうして、彼女は初めてナースコールを鳴らしました。

そもそもこのおばあさんは、入院前は元気で歩いていましたから、長い間ナースコールを使っていませんでした。ナースコールというもの自体、よくわからないまま病院から帰ってきたものですから、押すタイプのものなのに、口もとに持ってきて、「もしもし、もしもし」と繰り返すので、なかなか人が来てくれませんでした。

ナースコールが鳴ったら、何をおいてもすぐに行ってあげなければいけません。「なに?」と聞くと、「違うとるかもしれんが、どうも濡れとるような気がする」と、病院で怒られたから遠慮がちに訴えます。「ああ、そう。わかるようになったんだね」

と開けてみると、本当にビショビショです。「ああ、本当に濡れてる。よく教えてくれたね」と、まず誉めてあげる。怒られたから忘れたのですから、誉められれば感覚は戻ってきます。「ああ、本当に濡れてる。じゃ、オムツ交換まで待ってなさい」なんて言って帰ってしまったら、もう二度と教えてくれません。

ここでそんなことをやると、オムツ交換まで待つ間、ずっと苦しまなきゃいけない。不快な感覚、忘れていた感覚をせっかく取り戻したのに、それを苦しませてどうしますか。何をおいても、たとえ食事介助していようが、こっちを優先してオムツを換えてあげなければいけません。自分で皮膚感覚を訴えるという行為が、病院のように怒られるのではなくて、誉められて、しかも気持ちよくしてもらえるという経験を重ねていけば、また教えてくれるようになるのです。

オムツ外しのための尿意回復ステージ

ところが、ナースコールが鳴ってオムツを開いてみても、最初のうちは冷たいのです。冷たいということは、出てから時間が経っている。つまり、皮膚感覚はまだ完全には戻っていないということです。皮膚感覚の中で、最も敏感なのは「冷覚」だといわれています。冷たくなってから感じ取ったということは、これはまだ不完全な皮膚感覚の回復ということになります。

そこで、「教えてくれるのはいいんだけど、出てからずいぶん時間が経ってるみたいだから、出たらすぐに教えてくれるともっと嬉しいんだけど」と言うと、その次の日、さっそくナースコールが鳴ります。飛んで行って開けてみると、なんと湯気が出ていました。ときには、まだオシッコが出ている最中なんていうこともありましたが、とにかく、これで皮膚感覚は完全に戻ったということになります。

「オムツ外しのための尿意回復ステージ」（次頁）の表を見てください。これは、そのときの経験からつくった回復ステージです。上から順番にステージⅠ～Ⅵまで、Ⅰ'を含めると全部で七段階に分かれています。

まず、一番上のステージⅠを見てください。オムツが濡れているかどうかわからない、という状態です。皮膚感覚、排尿感覚、それから尿意、すなわち膀胱感覚ですが、いずれもマイナスです。それに対して、私たちがアプローチしたように、こちらが聞けば、ほぼ濡れているかどうかがわかるという状態になってきます。自分から訴える

オムツ外しのための尿意回復ステージ

ステージ	状態	皮膚の感覚	排尿の感覚	尿意	必要な援助	
Ⅰ	オムツが濡れているかどうか、わからない。	(−)	(−)	(−)	濡れているかどうかをその度に聞き、オムツの中の感覚に意識を向けさせていく。わかるようになってきたら、濡れたらすぐ知らせるよう頼む。	
Ⅰ′	聞けば、ほぼ濡れているかどうか、わかる。	(±)	(−)	(−)		
Ⅱ	オムツが濡れていることがわかり訴えるが、尿はすでに冷たくなっている。	(±)	(−)	(−)	濡れていると訴えたら共によろこび、濡れたらすぐに知らせてくれるよう頼む。	→ 一定の時間が経っているのにオムツが濡れていない時は、排尿を自分でコントロールするチャンスである。尿便器を当てるかトイレに誘導し、排泄をうながす。
Ⅲ	オムツが濡れていることがわかって訴える。尿は暖かい。排泄している最中にそのことがわかることもある。	(+)	(±)	(−)	濡れていると訴えたら共によろこび、尿が出る前に知らせてくれるよう頼む。	
Ⅳ	時々、排尿の前に知らせることができる。	(+)	(+)	(±)	排尿前に訴えたら共によろこび、オムツを開いて尿便器で、またはトイレで排尿してもらうようにする。音をたてて排尿してすっきりする感覚を思い出してもらう。	→ 昼間の時間、オムツを外し、防水シーツと敷オムツに、立位歩行のできる人は防水性の安心パンツにする。少しずつ時間をふやしていく。
Ⅴ	ほぼ排尿の前に知らせることができる。	(+)	(+)	(+)	排尿前に知らせることができなかった場合、その原因を探し、一つ一つ対応していく。	→ 身体機能に応じて排泄形態を選択していく。 介助で 尿便器使用 ポータブルトイレ使用 トイレ使用
Ⅵ	いつも排尿の前に知らせることができる。	(+)	(+)	(+)	オムツ外し成功。	自力で ※1 尿便器使用 ※2 ポータブルトイレ使用 トイレ使用

※1　片マヒで片手・片足が使えなくても、よい方の足の膝を立ててお尻をあげ、よい方の手で尿便器を差し込むことは十分可能である。

※2　ベッドの高さを適切にし、市販の移動用バーの手すりを使い、ポータブルトイレ用フレームを設置すれば、多くの老人がポータブルトイレの使用が可能となる。

ということはないけれども、こちらから聞いて意識を集中すれば何とかわかるという状態をⅠ'とします。これは、皮膚感覚がいわばプラスマイナスで、排尿や尿意の感覚はまだ回復していない状態です。

本人が、オムツが濡れていると訴えて、開けてみたらオムツが冷たいという状態がステージⅡです。でも、まだ皮膚感覚が完全に戻ったわけではありません。

そして、オムツが濡れていることがわかって、自分から訴えることができ、尿が温かくて、排泄している最中にそのことがわかることもあるという段階になると、排尿の感覚はプラスマイナスになりますが、皮膚感覚が完全にプラスになります。

「同性介護」より大切なことがある

ここまで来ると次の段階、尿意に対するアプローチに入っていきます。濡れていると訴えたら共に喜び、尿が出る前に知らせてくれるように頼んでください。「今度は、出る前にナースコールを鳴らしてくれたら、すぐに来るからね」というアプローチをします。ナースコールが鳴ったら、何はともあれすぐに駆けつけてください。オシッコが出そうだと訴えたら喜んでください。ここがオムツを外す最初のチャンスですから、「ちょっと我慢して！」と言って、可能であればトイレまで案内します。それが無理ならポータブルトイレを使います。

彼女がナースコールを鳴らしたとき、寮母さんたちは忙しい時間帯でしたから、一番近くにいた私が飛んで行きました。そのとき、「オシッコしたい！」と言った彼女に対して、私はちょっと躊躇しました。というのも、一応排泄に関しては同性介護、つまり女性に対して男性は介護しないというのが原則です。男性に対して女性はしていましたが、全然わからない人は別として、ちゃんと羞恥心のある人にはやらないというのが一応の原則でしたから、ちょっと躊躇しました。

けれども、この機会を逃したらと思い、「ぼくでいい？」と聞くと「うん」と言いましたので、その場で「ちょっと我慢して」と言って、ベッドサイドのポータブルトイレを取ってきてもらいました。カーテンを引いて、寮母さんと代わろうと思った瞬間、ジャーッと音がしてその場で排尿しました。彼女は、久し振りに自分のオシッコの音を聞いたと言って、ポロッと泣きました。

私はそのとき、「同性介護」を、さも人間の尊厳を守るもののように主張する人たちに対して、疑問を持ちました。それより前の問題として、どんな排泄ケアをされるかのほうが重要ではないか。同性によってオムツを当てられるよりも、異性によってちゃんとした排泄ケアをしてもらうほうが先だろう、という気がしました。

オムツが感覚障害をつくっていた

ここまで来るとステージⅣという段階で、「ときどき、排尿の前に知らせることができる」ということになります。この「ときどき」というのは、やっているとだんだんわかってきます。時間的に、いつ訴えることが多いかというと、午前中です。午後になると、オムツに出てからしかわからないこともあります。天候でいうと、晴れた日のほうが調子がいいです。雨が降ると、濡れてからしかわからないことが多く、どうもステージが下がることが多いようです。

ですから私たちは、オムツが外せるのは、「晴れた日の朝、突然に」なんて言っていました。高気圧か低気圧かということが、意識のレベルにも影響を与えるのでしょう。人間というのはつくづく、自然の中で生きている存在だという気がします。

排尿の前にほぼ知らせることができるようになれば、すでにステージⅤです。そして、完全に排尿の前に知らせることができれば、ステージⅥということになります。もともと、オムツを当てられた老人の多くは、ステージⅥだったのです。だから、ここまで変わるのは何の不思議もないわけです。

ここまで変えるのに、一週間かかりました。ということは、一週間でなくした感覚は一週間で戻せる、ということです。それなら、二年間オムツをつけていて尿意がわからなくなった人は、二年かけて元に戻すつもりでがんばろう、という目標ができたのです。

Tさんのケースが完全に元に戻ったのは劇的でしたが、考えてみると、これまで病院からオムツをつけて施設にやってきた人たちは、濡れているかどうかわからないのだから、そのままオムツの継続は当たり前だと思っていました。でも、実はこのような過程で感覚を喪失させられていただけで、戻らないはずはなかったのだということを、このケースは私たちに気づかせてくれたのです。

オムツ歴が長くてもあきらめない

みなさんの介護現場にやってくるケースも、少々長くオムツをしていようが、認知症があろうが、本来はステージⅥです。オムツをしなくてもいいはずだ、と考えてアプローチしていただきたいと思います。もちろん、難しいケースからやる必要はありません。私たちの経験では、オムツ歴が短い人、そして認知症が深くない人はすぐに外れるということがわかっていますから、まずはそこから始めてみてください。

いくらオムツ歴が長くても、認知症がなければほとんど外れました。また、いくら認知症があっても、オムツ歴の短い人は外れました。寮母長を先頭に、隣の部屋、その隣の部屋というように、次から次へとオムツ外しをやっていきましたが、最後まで外れなかったのは、この二つの条件がそろっている人たちでした。つまり、オムツ歴が大変長くて、認知症も相当進んでいるという人は、残念ながらオムツが外れませんでした。しかし、外れなかったのは五〇人中たった三人で、ほかの人はみんな外れたのです。

その最後まで外れなかった三人のうちの一人というのが、小野田エイさんというおばあさんでした。エイというのも変わった名前ですが、おもしろいおばあさんで、お風呂を嫌がる方でした。私がお風呂の当番で誘いに行くのですが、何だかんだ言って入らない。ショウちゃんと呼んでいる息子がいて、「今日はショウちゃんが面会に来るから、入っとれん」とか何とか言って断るのです。

「今週だけじゃなくて、先週も入ってないんだよ。園長に私がさぼっていると思われるから、行く格好だけでいいからやらせてよ」と頼んでも、「あんたにはあんたの立場があるだろうが、わしにはわしの立場がある」なんて言います。「そんなこと言わないで、給料減らされるから頼む！」とさらにしつこく誘うと、「ほんとに行くだけじゃの。行って着替えして帰るだけやからな。風呂には入らんからな」と、少し風向きが変わります。そうやってやっと口説いて、ストレッチャーに乗ってもらいます。

そうすると、お風呂の担当の寮母が二人で、お湯を抜かないで待っています。「小野田さんが来ましたよ。今日は着替えだけですからね」と私がウインクすると、一人の寮母が「あっ、そう。着替えだけね。よく来てくれたね」と近づき、その隙にもう一人の寮母が洗面器で後ろからザーッとお湯をかけます。そうして、「あっ、ごめん。

お湯がかかってしもうた。ついでに入ろうか」と言って、お風呂に入れるのです。ストレッチャーで帰るときには、小野田さんが「ああ、まただまされてしもうた」と同じセリフを言う、というのを毎週繰り返していました。

小野田さんは、だまされて入れられるのを待っている、というタイプの人でした。自分から入りたいと言って入るのは嫌なのです。「ありがとう」とお礼を言わなければならないからです。嫌だ、嫌だと言うのに、だまされて入れられたのなら、心理的負担はありません。

エイさんは、オムツ歴が六年くらいで、完全な認知症でした。調子のいいときに、名前だけはなんとか言えましたが、年齢は全くダメでした。このエイさんが、ある晴れた日の午前中にナースコールを鳴らしたのです。寮母長があわてて、「エイさん、なに?」と部屋に行きました。するとエイさんが、「御手洗《おちょうず》に行きたい」と言ったのです。御手洗というのはトイレのことです。寮母長はすぐに寮母室に帰ってきて、「エイさんがオシッコに行きたいって言ったわよ!」と、もう大騒ぎでした。

それからは、あのエイさんが訴えたのだから、みんなわかるようになるだろうということで、オムツ外しに一層拍車がかかりました。でもエイさんが訴えたのは、後にも先にもこれ一回だけでした。それくらい深い認知症の人でも、周りの人がナースコールを鳴らして訴えるのを見ながら、自分もわかったから訴えてみようと思ったのでしょう。ですから、ほとんどのケースは何とかなると考えてください。

ここでわかったことは、実践をどうやるかは別にして、ほとんどの老人のオムツは外せるということでした。それが、素人ばかりの特養の寮母集団が、目の前のじいさん、ばあさんたちに関わってつくり上げた画期的な方法だったのです。

しかし、専門家たちはいまだにひどいもので、病院の医者が編集し、看護師やPTが中心になって介護の本を出版しています。そこには、排泄ケアについて老人をチェックするチャート表がついていて、最初の選択肢のところが「尿意があるか」で、「ない」を選ぶと、すぐオムツになっているのです。

どうして生理学、解剖学、病理学を習っている医者や看護師が、こんな本を書くのか不思議で仕方ありません。尿意がなくなるはずがない、とは考えないのでしょうか。福祉用具選定のテキストにも同じような表が引用されています。こうして、いまだにオムツ老人がつくられているのです。

第二章　オムツにしないための環境アセスメント

ケアマネの「寝たきり」は信用するな

そこで、オムツを外す、あるいは最初からオムツにしないためにはどうすればいいかという提案を、二つさせていただきます。まず一番目は、こういう回復ステージを経て回復しなければいけないという事態にしないために、環境を整えるということです。環境というのは具体的な環境です。その人の障害と老化に見合った条件をつくって、トイレに行って排泄するというあたり前のことをしてもらう。そのために、環境を個別に手づくりするということです。ベッドの幅、ベッドの高さを、一人ひとりが一番起き上がりやすい幅、立ち上がりやすい高さに調節する。そして車イスでトイレに行ってもらう。それが無理なら、ポータブルトイレに移りやすい条件をつくるということです。

次頁の表「排泄ケアのための環境アセスメント」は、当たり前の排泄を断念させないための環境アセスメントです。環境アセスメントというと、一般的にはダムをつくったり、道路をつくるときに、どのくらい環境に影響が及ぶのかを調査することですが、介護の世界では、われわれの関わり方が適切であるかどうかをアセスメントすること。われわれが一人ひとりの老人に提供している環境が、果たしてその人に合っているかどうかを、ちゃんと評価していくことです。

まず、表の一番上から見ていきましょう。起き上がりを保証しているか、とあります。例えば、トイレに行こうと思うと、自分で起き上がって、移動してトイレまで行かなければなりません。この一連の過程をどこまで保証しているかということが、環境づくりの第一歩です。脳卒中だから起き上がれないと思っている人がいますが、脳卒中ごときで起き上がりができないということはありません。つまり、脳卒中で寝たきりになるということは、理屈ではあり得ないのです。だって、片手で起き上がれない人はいないでしょう。

だから、ケアマネジャーが「この人は脳卒中で寝たきりです」と言っても、現場の人は簡単に信用しないでください。本当に起き上がれないかどうか、まずはチェック

排泄ケアのための環境アセスメント

Ⅰ 起きあがりを保証しているか
①ベッドの幅は広いか（シングル幅98cm以上）
②マットが柔らかすぎないか
（床反力が十分あること。エアマットは×）
③生理的動作を指導しているか（仰臥位→片肘立位→坐位）

Ⅱ 立ちあがりを保証しているか
①ベッドは高すぎないか（膝関節+12cm以内）
②移動用バーが取り付けてあるか
（完全自立と全介助の人以外には必要）
③生理的動作を指導しているか（足を引き、十分前屈みになる）

Ⅲ ポータブルトイレが使えるか
介護用のポータブルトイレか
（足が引けるか。高さが適切か。台型は不可）

Ⅳ 車イスから便座への移乗を保証しているか
車イスは個別に調節してあるか
（レッグレストの長さ、シートの奥行き、肘あての高さ）

Ⅴ トイレが使えるか
便座に移乗できるか（手すりの位置、便座の高さは適切か）

をしてから、ケアプランを立てなければいけません。

起き上がりができるかどうかの判定法

本当に起き上がれないかどうか、見分ける方法があります。初めて訪問に行ったとき、自己紹介をしますね。私だったら、「理学療法士の三好です」と名乗るべきところですが、理学療法士と言っても老人にはわかりません。「PTの三好です」では、なおわからない。「PTAには用がありません」なんて言われるのがオチです。「訓練士」と言うと、昔の人は防火訓練なんかを思い出すみたいですから、「リハビリ」が一番いいでしょう。「リハビリをやっている三好です」と言って握手をします。

このとき、右マヒなら左手同士で握手し、左マヒなら右手同士で握手をして、相手のいい方の手の力を確かめます。マヒした方は「もうこれ以上は治りません」と言われたわけですから、もういいのです。問題のあるところは見て見ないふりをする、というのが介護の原則です。医療関係者は、問題点ばかり見るから、老人は元気にならない。でも、介護職は違います。できないところは見て見ないふりをする。その代わり、できるところはどんどん使いますから、まずはいい方の手で握手をします。

握手したときに、老人に対して「思いっきり握って」と言います。普通なら、思いきり握り返されれば痛いはずです。痛いなと思ったら、起き上がれるという目安です。思いきり相手が握ったはずなのにあまり痛くないと感じたら、ちょっと一人では起き上がれないということになりますが、これはマヒのせいではありません。マヒになってからいい方の手を使っていない、という廃用性萎縮です。ですから、これから使うようにすれば起き上がれるようになる可能性があります。

握力というのは、手全体の力のバロメーターです。相手の手が痛いくらいに握れる人は、その手を使って上体を起こす動作、起き上がる動作ができるはずです。でも、だれもその方法を教えてくれないから、老人はベッド柵を引っ張って起き上がろうとするのです。引っ張るから体がズルばかりで、起き上がり動作に全く結びつかない。

人の動作の中で「引く」という動作は、生理的な動きではありません。もし引いていたら、この動作は間違いだと思ってください。実は、手すりも引くものではありません。押すものです。間違えて高いところにつけるから、みんな引っ張っていますが、正しいところに付いていれば、ちゃんと押して使います。杖をついて歩くとき押して歩くように、床から立ち上がるときも手で押します。昔、人類がまだ四つ足で歩いていたころ、手は足でした。その地面を押すという動きを、年をとったり障害をもったときに、もう一度体重を支えるという働きに使うことになります。

せっかく力が残っていても、ベッド柵を持って引っ張る方にしか使わないから、起き上がれない。ヒモを引っ張って起きる、という指導をよくPTがしていますが、これも間違いです。看護師さんも、よく首に手を回させて引っ張らせていますが、これもやればやるほど自立から遠ざけるやり方です。これらの方法は、いずれも若い人が腹筋を使って、力まかせに起き上がるパターンに沿った方法です。

片手で起き上がるには、十分に横を向いて、脇の下を大きく開いて、「肩肘立ち位」という姿勢を経由して起きてくるというのが、人が最小限の力で起き上がれる方法です。これはもちろん、脳卒中になっても起き上がれる方法です。つまり、健側の手を下にして肩肘立ち位を経由して起き上がるのですが、このとき頭は独特の大きなカーブを描いていきます。若い人が腹筋を使って真っ直ぐに起きるのとは対照的に、大きなカーブを描くのです。

いい施設はベッドの幅と高さが決め手

この起き上がり方を保証するためには、ベッドの幅が必要です。介護現場に行ったら、いま使われているベッドの幅をメジャーで測ってみてください。私は仕事柄、月に一四～一五回ホテルのベッドに寝泊まりしますが、いまは安いビジネスホテルでもほとんどがセミダブルベッドです。シングル幅のベッドがあると、「ああ、狭いな」と思います。その、狭いなと思うベッドでも九八センチくらいはあるのですが、介護用に使われているベッドは九〇センチもありません。ひどいものでは七八センチで、シングル幅よりはるかに狭い。

それは、元気と病気という二元論的人間観ですから、上を向いて寝ている患者というイメージから離れていない。横を向くと、もう頭が落ちそうになるし、脇の下を開こうにも開けません。肘は空中ですから、三〇度くらい開いて起きようとすると腹筋を使って起きるよりほかなくて、途中で力尽きて倒れてしまう。その揚げ句、介護職でさえ「ああ、この人は起き上がれない。寝たきりだ」と判断してしまうのです。

つまり、脳卒中で寝たきりになっているのは、ほとんどがベッドの幅のせいで、病院の狭いベッドが寝たきりをいっぱいつくっているのです。だから、本当の介護予防をしようと思うなら、老人に筋トレなんかをさせるより、急性期の意識のない患者以外の病院のベッドを、広くすればいい。

全てのベッドに一〇〇センチ幅を入れたのが、栃木県の「生きいきの里」という特養ホームです。さらに、全てのベッドが一二〇センチのセミダブル、認知症の方には一四〇センチのダブルを入れたというのが、岡山県真備町の老人保健施設「ライフタウン真備」で、それ以来、全国にぞくぞくと幅の広いベッドが入っています。

私は、いい施設を選ぶポイントの第一として、メジャーを持っていって、ベッドの幅を測ってみることを勧めています。狭いベッドを使っているとしたら、それは老人像が「病人」というイメージから出ていない証拠です。いくら専門的な訓練をやっていようが、一人でベッドから起き上がれないとしたら、それは全く本末転倒です。

ついでに、そのメジャーで、ベッドの床からマットの上までの高さを測ってみてください。この高さが、使っている老人一人ひとりが一番立ち上がりやすい高さ、つまりベッドから離れやすい高さになっていなければなりません。ということは、高さはベッドによって全部違っていなければいけないはずです。小柄なおばあさんと大柄なおじいさんでは違うし、歩行が可能な人と車イスに乗っている人では、当然違ってくるはずです。

厳密に言うと、下腿の長さと足の力によって個別に決まってくる、ということになります。難しいことではありません。老人と一緒に、何センチが一番楽かというのを測ればいい。いまは電動でベッドの高さを変えられるわけですから、高くしたり低くしたりしながら、「こんなに高いとちょっと足元が怖い」と言われたら低くする。そうやって決めていけばいい。もちろん老化が進んだら、その都度ちょっとずつ変えていくという作業を一緒にやっていきます。何百ケースかやっていると、ちゃんと法則性が出てくるのですが、とりあえずは目の前の老人の主観でかまいません。次頁にデータを掲載してありますので、こちらも参考にしてください。

ベッドから離れやすいベッドが一番いいベッドだということは、実は、百何十年も前にナイチンゲールが『看護覚え書』の中で書いています。「患者のベッドは高すぎてはいけない。ソファと同じ高さでなくてはならない」と。つまり、長イスと同じ高さがいいと書いてある。イギリスの長イスは高いけれど、それでも四五センチより高い長イスはないはずです。
『看護覚え書』は、看護師は学生のときにみんな読んでいるはずなのに、病院のベッドはどれも腰くらいの高さがあります。だから、足が下ろせないどころか、横を向くだけで怖いから、上を向いてじっとしている。それが、床ずれの原因になるのです。それでエアマットを入れると、もう自分では動けなくて、寝たきり老人の出来上がりです。ぜひ、ベッドの幅と高さが介護にふさわしいものになっているか、チェックしていただきたいと思います。

清鈴園の下肢機能別ベッドの高さ

（1983年12月21日現在）

下肢機能のレベル	備考	ベッドの高さの平均	ベッドの高さ－膝の高さの平均値（最低値～最高値）
車イス使用・移乗動作全介助の人（16人）	介助に都合のよい高さでかまわないが、あまり高すぎるとベッド上の動作が困難になる	60cm	+22（+17～+25）
車イス使用・移乗動作自立か半介助の人（14人）	ベッドが高すぎても、逆に低すぎても立ち上がり動作ができなくなるレベルの人たち	52cm	+14（+9～+17）
歩行器使用者（15人）		46cm	+8.6（+5～+18）
杖使用者（5人）		45cm	+7（+3～+9）
独歩の人（9人）	少しくらい高すぎても低すぎても、立ち上がりにそれほど困らない	49cm	+11（+7～+15）

※膝の高さは履き物を履いて、膝関節裂隙から床面までを計測する。
膝関節裂隙はわかりにくいので、膝蓋腱の高さで代用してもよい。

車イスでオムツを外せる

さらに環境アセスメントを見ていきましょう。起き上がりを保証し、立ち上がりを保証しているかどうか。そして、ポータブルトイレが使えるかどうかというのが三番目になります。こういう施設には入所しないほうがいいというもう一つの目安は、ポータブルトイレです。

下図は、昔からある台形のポータブルトイレです。これを貸し出したり、使わせている施設はダメです。第Ⅰ部でも、これは介護用品ではないと言いましたが、生理学にも全く合っていません。介護用につくられたものは、ちゃんと足下が空いていて、高さ調節ができて、手すりも背あてもある椅子型のものです。

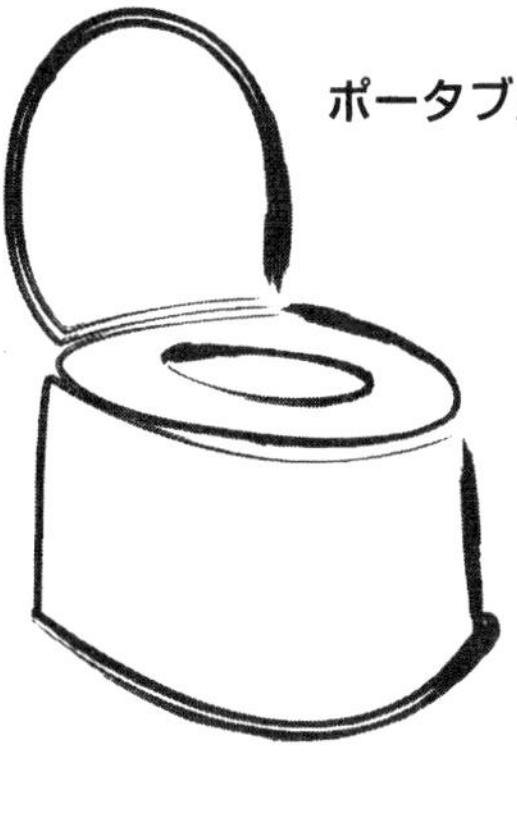

台形のポータブルトイレ

私が就職したころには、こういうものはまだ日本になくて、オーストラリアから船で輸入していました。コアラ便器と呼ばれていましたが、船で来るから、注文してから何カ月もかかる。ですから、着いたころにはこちらの様子が変わっていて、その老人には使えないということもありました。さらに、大きさもオーストラリアの人が標準で、サイズが大きい。幅が広くて奥行きが深いから、左右バランスの悪い人は恐がるし、後ろに倒れそうになります。それだけなら、座布団を詰めたりすれば、まだどうにかなるのですが、便座の穴も大きいので、小柄なおばあさんは「落ちる、落ちる」と大騒ぎでした。いまは、国産で安くていいものがありますので、釣り船と工事現場用につくられた台形ポータブルトイレは使わないでください。

さらに、車イスから便座への移乗を保証しているかどうかです。車イスをちゃんと選んでください。私は大田仁史先生と一緒に『完全図解 新しい介護』（講談社）という本をつくりましたが、この本の中で車イスを紹介しています。一般的な介護の本では、こんな車イスがありますよと種類をいっぱい並べていますが、私はそんなことはしないで、これ一台だけです。これは、「レボ」という商品名で、介護現場で一番使いやすい条件を備えています。

これまでの車イスは、「座る」という機能と、「移動する」という機能は満足させていましたが、介護現場で使うためには乗り移る、つまりトランスファーが楽にできる条件がないと、介護職も老人も大変です。そのためにはどうすればいいかというと、まず肘当てがちゃんと外れることです。外れるタイプのものは多いのですが、簡単に外れるものが少ない。外すのに手間がかかると、介護職は面倒だから、すぐ「よいしょ」と抱えてしまいます。

この車イスは、引っ張るだけで簡単に外れます。単にはまっているだけですから、上に引っ張れば簡単に外れるのですが、そんなに簡単に外れると、老人が外してしまうのではないかと心配される方もいるでしょう。でも、真上に引き上げる動作というのは、意識的にやらなければできないので、どんな認知症老人でも外したことはありません。

従来の車イスは、介助しているときに、足が車イスの足乗せに引っかかって、老人の足があざだらけになっていました。また、老人は皮膚を圧迫するとすぐ内出血を起こします。それだけならまだしも、すぐ皮がむけるから、そこから細菌が入って感染症になったりする原因にもなっていました。でもこの車イスは、フットレストもワンタッチで外れます。さらに、車輪もワンタッチで外れて車軸を変えられます。ですから、私はこれを推薦しています。

いまの介護保険では、在宅だと普通の車イスは五〇〇円ですが、これは六〇〇円で借りられます。一〇〇円高いですが、これを入れた家族は、「なんでこれまで知らなかったのか。これと比べるといままでの車イスは〝台車〟だった」と言っています。施設はいま、自費で買わなければいけないので、なかなかこれが施設には入らないのですが、寄付か何かあったときには、試しに一台買って、一番大変なケースに使ってみれば、どれだけ優れているかがよくわかるでしょう。

いまのベッドは高さを変えられますから、肘当てと足乗せを外して、ピタッとベッドにくっつけます。乗るときはベッドを少し高めにしておいて、全介助でも二人で上と下を持って、体が振れるようにすれば、ほとんど持ち上げなくて済みます。ベッドに帰るときは、車イスのシートよりベッドを少し下にして同じことをやれば、楽に介助できるはずです。もちろん、自立できる人も圧倒的に増えます。

足で十分に体重を支えられなくても、車イスをベッドと同じ高さにすれば、横にずって移動することができる人はいっぱいいます。ですから、そうやってベッドに移って、またポータブルトイレに移るということが可能になれば、トイレでの排泄ができるはずです。そういう環境をちゃんと整えようというのが、この「排泄ケアのための環境アセスメント」ということになります。尿意回復だとか難しいことを言わなくても、目に見えることならだれでもできるはずです。これを個別にちゃんとやっていきましょう。

立てるかどうかの判定

介護の目的の一つは、介護しなくていい条件をつくることです。最初から要介護だと思い込まないようにしましょう。要介護だと思い込む前に、自立できる条件をちゃんとつくらなくてはなりません。アセスメントの表には、ほかにも手すりの位置だとか、いろいろ書いてあります。手すりの位置も間違いだらけですが、それも生理学に合った方法を引き出すように付けなくてはいけません。

脳卒中でも、片足で立てない人はいません。脳卒中の人も含めて、老人が手すりを使って立てるかどうか、車イスに移れるかどうかを見分ける方法を覚えてください。

まず、上を向いて寝てもらい、膝を立ててもらいます。片マヒでない人は両膝を立てますが、片マヒの人はいい方だけで構いません。そして、「お尻を上げて」と指示します。これは片足ブリッジという動きです。脳卒中で入院経験のある人は、病院の訓練で随分やった動作だと思いますが、呆けている人は言葉で指示してもよくわからないので、私は、横に寝て実際に自分でやって見せるという方法をとります。これでお尻がスッと上がれば、一人で立てる目安になります。オムツ交換のときに「はい、お尻を上げて！」と言ってスッと上がってくる人は、オムツをしなくていい人だということになりますので、トイレかポータブルトイレには行けると考えてください。

お尻がほとんど上がらないということになると、これは介護が必要だということになります。ところが、ある病気の人に関しては、ちょっとしか上がらなくても立てるという人がいます。このお尻を上げるという動きは、曲がっている股関節を伸ばす動きです。関節を伸ばすことが苦手な病気の人がいます。パーキンソン病の人です。パーキンソン病の人は、体の関節を伸ばすという動きがすごく難しい。曲がるほうの筋肉が固くなっているからです。ですから、パーキンソン病の人はお尻がほんのちょっと上がるだけでも立てますから、見逃さないでください。

適切な依存をつくろう

さらに、オムツを外すための二つ目の方法です。いくら残っている力を確認して環境を整えても、やはりトイレには行けない、あるいは行けるとしても、ちょっと危険が伴うという場合です。こういうとき、医療やリハビリは打つ手がありません。「もっとリハビリして」なんて言って、問題を先送りするだけです。もう急性期を過ぎて生活期に入っている人に対しては、この先送りは永遠の先送りです。でも、介護は方法を持っています。それは、適切なケアをするということです。

そのときに大事なことがあります。「できる」から自立しろとは言わないで欲しいのです。私はPTですが、できることだけを生活でさせてはダメだ、と言っています。「生活リハビリ」というのは、生活そのものがリハビリであるということです。でも、食事もリハビリだと言う人がいますが、食事はリハビリのためにあるのではなく、おいしく食べるためのものです。つまり、余裕を持ってやるのが生活で、「できる」からといって、百パーセントの力で生活している人なんていないです。スーパーマーケットに全力疾走で行って、全力疾走で帰ってきたりしないでしょう。実際に使うのは半分くらいの力です。つまり、「できること」と「すること」というのは全然違うわけです。

だから、「できること」をそのままさせようと思われてはちょっと困ります。余裕を持ってやるのが生活ですから、危険を伴うことを毎日の生活行為で繰り返すというのは無理があります。ちょっとこの人は、精神的に、あるいは身体的に無理だ、自立できないということになったとき、その人にふさわしい「依存」をいかにつくり出すか、というのが介護の仕事です。

よく自立支援のためのリハビリなんて言いますが、リハビリでよくなる人はほんのわずかです。残りの自立できない人に対して、いつまでたってもリハビリ、リハビリと言い続けるのは、酷というものです。死ぬまでリハビリさせるつもりなんでしょうか。老いという自然過程に逆らえるリハビリなんて、あるはずがありません。だから、その人にふさわしい「依存」をいかにつくるか、というように問題を立て直していかなければいけないのに、誰もそういうことを言わない。

どういう援助をしてあげればいいのか、ということをちゃんとアセスメントして、生活づくりの介助をして、あとは老化とともにその援助の割合を増やしていく。要は、いかに「依存」をつくり出すか、です。自立と依存というのは決して正反対のものではなくて、セットなのです。

赤ちゃんのときに依存し、病気のときに依存し、年をとって依存するのは当たり前のことです。だから、「介護予防」という言い方は気持ち悪い。「疾病予防」とか「感染予防」ならわかります。でも、年をとれば依存するのは当たり前なのに、介護予防というのは変な言い方だと思います。ちょっと差別的な言い方ではないか、とすら思っています。介護が必要なときはちゃんと介護すればいい。それが私たちの仕事であり、社会の仕事だからです。

赤ちゃんが自立していないからといって、文句を言う人はいないでしょう。それと全く同じで、幸いにも長生きをしたら、みんな要介護状態になるわけですから、気持ちよく社会が介護してあげればいい。

問題はその中身です。その介護を、生理学に基づいた排泄ケアでやろうということです。医療の世界は何に基づいているかというと、病理学です。この症状の原因は何かという、病気の原因をさぐるのが医療であり、病院の仕事です。でも介護というのは、病気という特殊な時期への関わり方ではなくて、生活という普遍的な時間の専門家です。だから、われわれが基礎にするのは病理学ではなくて、自然な、私たちが毎日やっている生活です。つまり、生理学が私たちの基礎です。そうでないと、排泄ケアは「後始末」になってしまいます。

第三章　自然排便の生理学的根拠

排泄反射のシステム

ここで解剖学の勉強をしましょう。直腸というのは大腸の一部です。大腸というのは、盲腸も含みますが、上行結腸、横行結腸、下行結腸、S状結腸、それから直腸で構成されています。そして、その下が肛門です。肛門では、便が勝手に漏れないように、内肛門括約筋と外肛門括約筋という二つの筋肉が二重に締めていて、このうち、人間が意識的に開けることができるのは外肛門括約筋だけです。内肛門括約筋は自律神経で開閉を制御されていて、普段は両方とも閉じています。

直腸というと、一般的には紡錘状に描かれますが、これは実は誤りです。誤りというか、普段の状態ではありません。直腸は、普段はぺちゃんこの状態で、紡錘状になるのは糞便が入ってきたときだけです。つまり、S状結腸から糞便が送り込まれて、普段はぺちゃんこの直腸が糞便の圧力によって内側から押されている、という状況を描いていることになります。

看護職や介護職は、直腸というのはいつも便が入っているものだと思い込んでいます。それもそのはずで、覗き込むときにはだいたい便が入っているからです。しばらく便が出ていなくて、浣腸か摘便をするときに覗き込むから、これがいつもの状態だと思っているかも知れないけれど、これは違います。

「直腸」を生理学で調べてみると、「糞便を排出する器官」と書いてあります。つまり、入ってきたらすぐに出すというのが直腸の仕事で、貯留する器官ではありません。だから、いつも直腸がいっぱいになっているというのは、異常とまではいいませんが、非生理的状態、不自然な状態だと思ってください。

どうやって排出するかというと、直腸というのは筋肉でできていて、その筋肉に圧力がかかると信号が出ます。この信号は神経を伝わって、脊髄に伝わります。脊髄というのは、小指くらいの太さで、背骨の中を脳と直結して連なっています。その腰のあたりに信号が伝わります。

私が、ＰＴの養成校でやった解剖実習というのは凄まじいものでして、医学生が体

腸の図

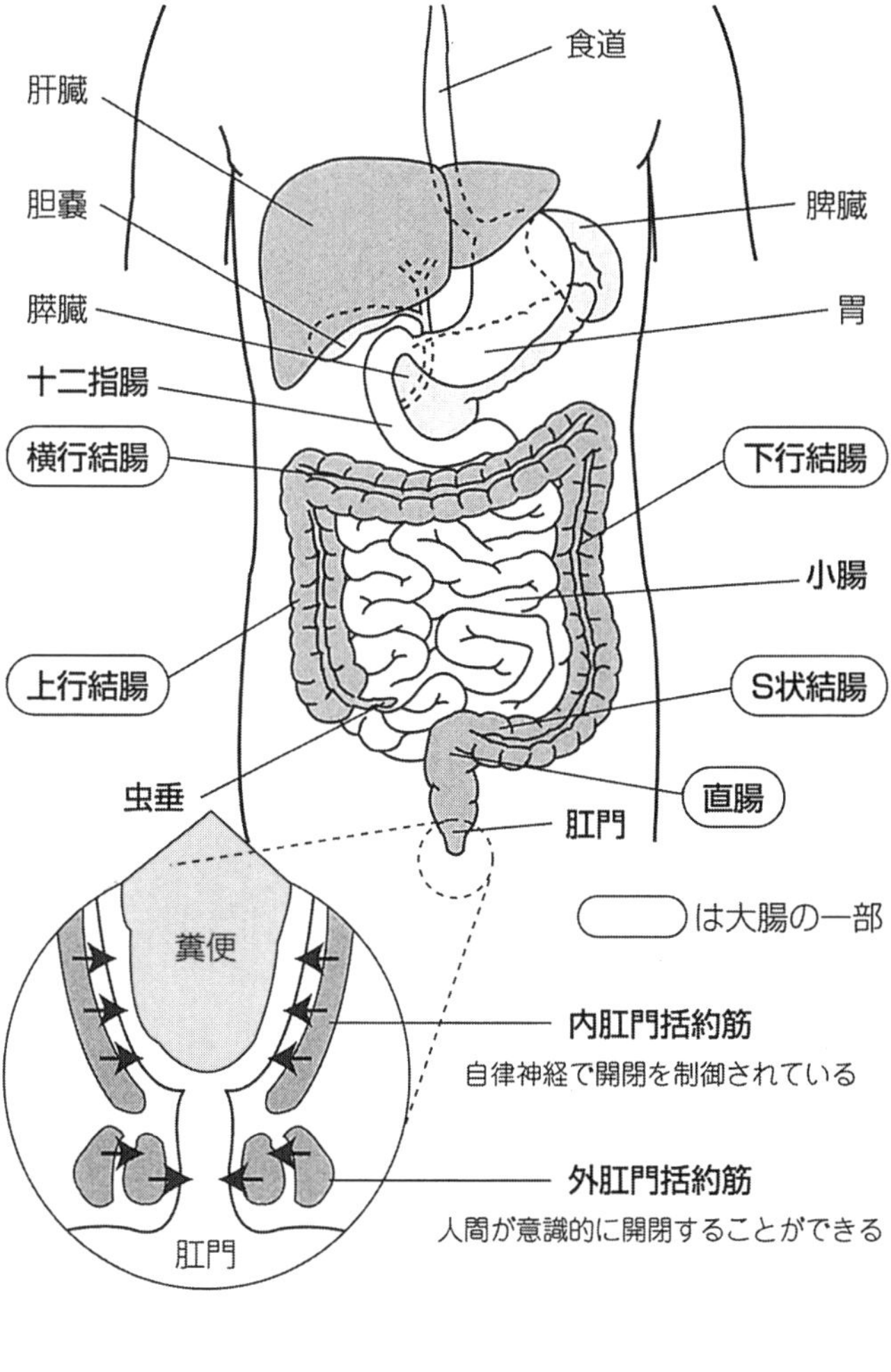
食道
肝臓
胆嚢
脾臓
膵臓
胃
十二指腸
横行結腸
下行結腸
小腸
上行結腸
S状結腸
虫垂
直腸
肛門
は大腸の一部
糞便
内肛門括約筋
自律神経で開閉を制御されている
外肛門括約筋
人間が意識的に開閉することができる
肛門

表解剖して内臓を取り出した後の体を水槽から引っ張り出して、五〇〇以上の筋肉と、二五〇以上の骨に分けます。私は、こんなことはもう二度とないだろうと思って、毎回一番に入り込んで、だれもいない教室でたった一人、死体を水葬から引っ張り出して包帯を外していました。そして、背骨を一本ずつバラバラにして、脊髄を切らずに取り出すことに成功しました。形といい、柔らかさといい、色といい、缶詰のホワイトアスパラを長くしたような脊髄がスーッときれいに出てくるのです。

その脊髄の腰のあたりに、「いま押された、糞便が入ってきた」という信号が来ます。脊髄というのは中枢神経の中では下っ端ですが、少しだけ判断能力があって、信号が来ると、命令が出せます。ただし、「押されたら押し返せ」という単純な命令だけです。ときどき、やられたらすぐにやり返すタイプの人がいますが、あれは脊髄レベルで生きている人です。考えたりしないで、反射的にパッと反応するタイプです。

脊髄が「押し返せ」という命令を出すと、直腸が収縮します。それと同時に、内肛門括約筋に「開け」という命令を出すものですから、直腸が収縮して、肛門が開いて、排便が起こる。これが排便反射です。つまり、排便の基本は意識的にやるのではなくて、反射で動くのです。

反射をコントロールするシステム

いまのは便についてですが、これが膀胱に変わると排尿反射ということになります。排便のときとは脊髄のレベルが少し違いますが、これらを二つ一緒にして、排泄反射と言います。つまり、排尿も排便も、私たちは反射運動で行うというのが基本です。ただ実際は、いつ糞便がS状結腸から送り込まれるか自分ではコントロールできないですから、反射だけで排便、排尿をやる人はいません。来たらすぐ反射を起こしていたのでは、社会生活が送れないということになってしまいます。

さて、トイレットトレーニングを受けるということは、この排便反射をコントロールするということになります。コントロールするとは、脊髄が自分で判断しないで、上司に判断を仰ぐということです。脊髄を通って、信号は大脳に伝わります。大脳の感覚領野にこれが届くと便意ということになります。

直腸から、脊髄を経由して「いま直腸から信号が来ましたけど、排便反射を起こしてよろしいですか」というお伺いを立てる。大脳は、脊髄みたいに単純ではないので、情報を総合的に見て判断を下します。例えば、視神経は脳と直接つながっていますから、周りを見て、「いまは講義中だから、ここで排便をすると来月は恥ずかしくて来れない」と判断します。記憶中枢と連絡をとってみると、「保育園のころ、大便を失敗してみんなに笑われた」という苦い記憶がまだ残っていて、「いまはまずい。休憩時間まで我慢しなさい」という判断が大脳に伝わります。すると、大脳から抑制の命令が出されます。「反射を止めなさい」という抑制です。

これが、「我慢できている」という状態です。これは人間だけでなく、哺乳類でも犬や猫のように高度になってきますと、しつけをすれば、しかるべき場所でないとオシッコをしないというところまでできるようになります。そういう高等動物だけにある、我慢ができている状態、この状態を「コンチネンス」と呼んでいます。コンチネンスというのは禁制、つまり失禁をコントロールしている、失禁を制御している状態のことです。

老人と職場の悪性便秘を治す方法

これで人間は社会生活が送れるようになったわけですが、その代償として「便秘」という宿命を背負うことになりました。基本的に下等動物や赤ちゃんには、便秘はありません。病的なもの以外にはないのですが、現代人は我慢したり、抑制することが多いので日常的な便秘になってしまいました。

朝、トイレに行きたいと感じても、介護職はまじめな人が多いですから、仕事に遅れてはいけない、みんなに迷惑がかかると思ってそのまま仕事場に出かけます。そうすると、せっかく排便の信号を出したのに、抑制しなさいという命令が返ってきます。次の日の朝も、また行きたいなと思うけれど、ぎりぎりまで寝たためにあまり時間がなくて、また我慢してしまう。

信号を出したのに、何度も抑制しなさいと言われると、直腸が伸び切ったゴムみたいになって信号を出さなくなります。信号を出さなくなると、便意を感じなくなって、反射も起こらなくなりますから、糞便はいっぱいなのに、起こらなければいけないはずの反射が起きないという状態になる。つまり、悪性の便秘という状態になってしまいます。

みなさんの職場もそういう状態になっていることがあるでしょう。現場がいろいろ上に訴えるのに、何度訴えてもダメだと言われる。ダメだと言われ続けると、現場は言いたいことがいっぱいあっても、どうせ言ってもわかってもらえないだろうと思って何も言わなくなる。言ってもわからない上司は、言わないとますますわからなくなるから、ここから職場の悪性便秘が起こるということになります。

ここで、職場の悪性便秘を治す方法を教えておきましょう。まず一番いい方法は、大脳を取り換えることです。すぐに反応してくれる大脳、つまり「おれが責任とるから、思ったとおりしていいぞ」なんていうスケールの大きい上司ならいいのですが、介護の世界にはそういう人はいません。介護職は単純ですから、「山田さんが初めて笑いました！」と興奮して上司に報告したときに、「おお、そうか。ようやったな」と言ってくれれば、残業代なんか要求しないで、いくらでも仕事をします。それなのに、「それがどうした？」なんて言うから、やる気をなくすのです。そういう上司は取り換えなきゃいけないのですが、それは非現実的です。だって、上司を取り換えようと思ったら、逆にこちらが取り換えられたということのほうがはるかに多いからです。

でも、まだ諦めないでください。もう一つ方法があります。「脊髄損傷」というやり方です。上司との連絡を中断するのです。お金がかかることはそうはいかないけれど、いちいち上司にお伺いを立てないで、現場で反射的にどんどんやってしまう。

例えば、ベッドの高さを一人ひとりに合わせようと思って、「ベッドの脚を切らせてください」なんて言うと、「器物を破損してどうするか」とか、「ベッドの高さが違うのは格好悪い」とか、「統一の美がない」とか、わけのわからないことを言われる。でも、上の人は介護のことなんかわからないのだから、現場が責任を持って自分でやってしまうのです。私がいた当時は、電動のこぎりを持ってきてベッドの足を全部切っていました。

下剤、浣腸に頼っていてはダメ

ところで、なぜ老人は便秘がちなのでしょう。看護の本を見ると「老人は便秘がち」と必ず書いてあって、下剤に浣腸は当たり前みたいになっています。「うちは排泄ケアに力を入れてます」と言うところに行ってみると、毎日下剤が十数人、浣腸も十数人、それで「便秘しないようにしています」なんて言うのです。便秘のときに下剤と浣腸を使うというのは、化学物質の力を借りて直腸を異常収縮させるという、非生理的な排泄です。これでは、やればやるほど生理的な排泄から遠ざけていることになります。排便反射をちゃんと使わなければいけないのに、これでは生理的な、本来持っている機能がなくなってしまいます。

介護というのは、当たり前のことを当たり前にすることです。仮にあなたが、今日はもう夜の八時を過ぎたのに、どうも食欲がないとしましょう。こういうときに自分ならどうするかを考えれば、老人が同じ状態のときに何をしてあげればいいかがわかるはずです。「すみません、今日は八時になっても食欲がないので、ちょっと鼻から管を入れて、流動食を流してくれませんか」と病院に頼みに行く人はいません。「今日は排便がないので、ちょっと摘便していただけませんでしょうか」と言って病院に行く人もいないでしょう。

便秘対策に効果がない理由

便秘対策で「下剤」「浣腸」「摘便」なんていうのは、排泄ケアとはとても言えません。排泄ケアをちゃんとしていないために起こった便秘という結果に対して、後始末をしているに過ぎません。ちゃんとしたケアをしていても便秘になったというときに、止むなくやることはあるでしょう。でも、それをやらないで後始末をしているようでは困ります。

ではどうするか。便秘対策というとすぐに「水分摂取」、「繊維性食品の摂取」、「腹部のマッサージと運動」が挙げられます。でも、これらは効果がありません。そう言うと、みんな驚きますが、こんなことをやっても下剤も浣腸も減らないでしょう。老人の便秘には効かないのです。

どうしてかというと、老人の便秘の大半は直腸性便秘だからです。便秘は、次頁の表のように大きく分けて二つ、小さく分けると四つに分けられます。このうちの、大腸性便秘に含まれる弛緩性便秘には効果があります。でも、老人の便秘は大腸ではなくて直腸に糞便が貯まっているのです。

水分をとっても結腸で吸収されて直腸までは届きませんし、直腸は圧力では収縮しますが、繊維の刺激ではあまり反応しません。さらに骨盤の奥ですから、マッサージも効果がないのです。

直腸性便秘は、またの名を習慣性便秘といいます。原因は生活習慣ですから、生活そのものを変えなくてはダメです。多くの老人は、便意を感じてもトイレに行けないという介護状況によって便秘になっています。オムツを当てられている場合はもちろん、そのオムツこそが便秘の原因なのです。

オムツはもちろんですが、便意を感じたときにトイレに行けないという介護状況を

便秘の分類と対応法

Ⅰ **大腸性便秘**――大腸に糞便が滞留しているもの

①物理(機械)的通過障害による便秘………腫瘍などが原因

②痙攣性便秘……………………………腸の炎症などが原因

【対応法】 痛みなど他の症状を伴うため、原疾患の治療が必要

③弛緩性便秘…………………………精神的緊張などが原因

【対応法】 水分摂取、繊維性食品の摂取、マッサージが比較的有効

Ⅱ **直腸性便秘**――直腸に糞便が滞留しているもの

別名 **「習慣性便秘」**、**「オムツ性便秘」**

【対応法】 生理学に合った排泄を生活化すること

変えないでおいて、便秘は解消しません。しかも、この便秘は、認知症老人の問題行動の原因の大半を占めています。このことは、『新しい痴呆ケア』（雲母書房）で詳しく述べました。便秘にならない自然な排便のためにはどうしたらいいのか、それが問われているのです。

自然排便のための三つの力

私たちは、普段どうやって自然排便をしているのでしょうか。自然排便は、三つの力で行われています。それを老人に保証すればいいということになります。まず一番目ですが、いま述べたように、自然排便にもっとも関わっているのは直腸の収縮力です。直腸は反射が起きないと動きませんから、自分の意思で収縮できる人は一人もいません。では、どうすればいいのか、というのが介護法になります。

二つ目の力は、意識的にできることです。直腸を収縮させることはできませんが、直腸の周りから押してやることはできます。腹筋を収縮して腹圧をかける、つまり気張る、ふん張るということです。直腸は無意識に動く平滑筋で、腹筋は意識的に動かせる横紋筋です。これらは筋力ですから、年をとるといずれも低下してしまいます。そこで、「ああ、やっぱり年寄りは便秘がちで、下剤や浣腸は仕方がないか」とは思わないでください。

まだ三番目の力が残っています。しかも、この三番目の力は、いくら年をとっても低下しないという性質を持った力です。つまり、老人になればなるほど、この三番目の力に頼って自然排便をしなければいけません。私たち介護職が、ちゃんとそれを活用しているかどうかということが問われています。いくら年をとろうが、さらに障害が重度だろうが、全く低下しないという力が果たして本当にあるのでしょうか。

排便姿勢を思い出してください。排便の姿勢は和式と洋式に若干の差はあるものの、世界中みんな同じです。不思議なことに、パプアニューギニアの奥地だろうが、西ヨーロッパだろうが、日本だろうが、みんな同じ姿勢でやっている。国連で決めたわけでもないし、ファクスで連絡を取り合ったという形跡もありませんが、世界中が同じ姿勢だということは、あの姿勢が一番生理学にかなっている、一番排便しやすい姿勢だということです。

実は、あの姿勢が、その三番目の力を最大限に活用するための姿勢なのです。三番目の力というのは、「重力」です。私たちは生まれてからずっとあの姿勢で排便してきましたが、あまり深く考えたことはありません。気がついたらやっていたわけですが、これには深い意味、つまり肛門の穴を地球の中心に向けるという、スケールの大きな意味があったのです。

三つの力を使う条件【① 姿勢】

この三つの力を使うために、排泄ケアでやらなければいけないことが二つ出てきます。まず一番目は、重力を最大限に生かすための「姿勢」です。「病気」と「元気」という二元論のときには、上を向いてオムツを当てて、その中に排便をさせているという時代が長くありました。いまだにそんな介護をやっているところもありますが、これでは便は出ないし、もちろんオシッコも全部出ないで残ってしまって、膀胱炎や尿路感染のもとになるだけです。

排便も、座っているから重力が味方をしてくれるのです。しかも、座ると腹圧が二倍かかります。ということは、寝ていると半分しか腹圧がかからないので、力が弱っている老人は上を向いて寝た姿勢では、全部便を出すことができません。万年便秘状態だと思ってください。浣腸するときまで寝かせたままでオムツに出させようとしますが、いまから出るとわかっているのですから、座らせて下から出してください。

寝せたまま浣腸した日の夜、夜勤でオムツを開けるたびに、残便がチョロチョロ出ていることがあります。それがお尻に回って、お尻がただれる原因になりますが、あれは姿勢のせいです。寝たまま浣腸すると、肛門から外に出る便と、S状結腸に戻る便とに分かれます。その戻った便が、夜の間、チョロチョロと出てくることになるのです。

新潟で実際にあった話ですが、私が講義でこの話をしたところ、会場にいた看護婦さんが一人、その場からサーッと出ていって、夕方また帰ってきました。すぐ近くの特養の看護婦さんでした。施設職員が、彼女を見て「あなた、今日出張じゃないの?」と聞くと、「試してみたいことがあって戻ってきたの。三日便が出てない人いる?」と言って、三人の老人をそこで座らせて、ふん張らせたそうです。そして、「二人出ました」と言って帰ってきました。すぐにやってしまう、というのが現場のすごいところだと思いました。

だまされたと思って、長い間寝ている人をまず座らせてみてください。ものすごい量が出ます。二日か三日に一回は出ているから、便秘だとは思っていなかったという話をよく聞きますが、それは押し出されて出ている分だけなのです。それが、座ったら便器の底が見えないくらい、とぐろを巻いて出てくる。担当寮母が、捨てるのはもったいないとか言って、これを全員に見せて歩きました。「写真撮っておこうか」と言うから、やめとけと言ったのですが、他人のものとはいえ、いっぱい出るとうれしいものです。

ただ、五年とか一〇年寝たきりの人を、突然座らせて排便させるのはやめてください。血圧調節機能が低下していて、座っただけで低血圧が起きやすくなっています。まして便を出すと、さらに血圧が変化するので、起立性低血圧を起こすことがあります。ですから、まず座って散歩、食事、それから排泄という順番にしてください。どんな人でも介助すれば座れるはずです。排便を寝たままでさせないで、ちゃんと座位を保証することが介護職の一番大切な仕事です。

三つの力を使う条件【②とき】

介護職が介助して、座った姿勢をとってもらうことで腹圧と重力が使えるわけですから、残ったもう一つの力、直腸の収縮も利用しない手はありません。でも、いくら力を入れても直腸は収縮しません。直腸が収縮するためにはどうすればいいのかというと、反射が起きればいいのです。反射はいつ起こるのかというと、ぺちゃんこだった直腸が糞便で内側から押されることによって、信号が出て、反射が起こるのでした。

では、この反射が起こっていることはどうやってわかるのでしょうか。そう、便意です。便意とは、直腸が「排泄のチャンスですよ」と大脳に教えていることです。このチャンスを逃さないことが、姿勢と共に介護にとって重要になります。

老人が便意を訴えたら、他の何をおいてもトイレに座ってもらうことを介助する、これを「排泄最優先の原則」と名付けます。これが行われていないために、老人の多くは便秘になっているのです。それをしないで、水分摂取なんてやっても効果がないということです。でも、訴えられない人はどうすればいいのでしょう。そのときこそ、習ってきた生理学を応用すればいいのです。

糞便は、いつS状結腸から直腸に入るのでしょうか。それは、総蠕動《そうぜんどう》という蠕動運動を腸全体が起こすときに、糞便が直腸に送り込まれるのです。では総蠕動はいつ起こるのか。一日三回起こる可能性があります。一日三回というのは、おわかりのように食事どき、つまり食後です。胃に食べ物が入ると、胃大腸反射、または胃結腸反射といわれる反射が起こって、総蠕動が起こる。その結果、排便反射が起こるのです。つまり、二つの反射運動で、「食べる」と「出す」はつながっているのです。介護でも「食べる」と「出す」をセットにしなければいけない根拠がここにあります。

一日三回、つまり朝食後、昼食後、夕食後のうちで、一番反射が起こるのはいつでしょうか。答えは簡単です。経験的に、私たちは朝食後にトイレに行きたくなります。どうしてかというと、消化・吸収・排泄というのは副交感神経の仕事です。交感神経は昼間働いて、夜に働いているのが副交感神経です。朝起きて食べた後は、まだ交感神経があまり働いていないときですから、ここが一番いいということになります。お昼の後、あるいは夕食後は、交感神経が強いために抑制されてしまいます。朝ご飯の後、トイレに行きたくなるという私たちの日常的な感覚を生理学的に説明しているだけの話ですが、これを排泄ケアで使わなければいけません。

もちろん、いつだろうが「したい」と言ったら介助して座らせる、というのが排便のケアです。老人が便意を訴えたら、何よりも優先してトイレに座らせることを介助する。それが基本ですが、便意がわかる人もわからない人も、朝ご飯の後、トイレに座ってふん張るという生活習慣をつくってください。出るべき大便はここで全部出るはずです。

施設より家庭のほうがちゃんとしている

しかし、朝食後にこれをやるのが難しい、という事情があります。老人保健法ができたころに、保健婦と一緒に訪問に行ったケースですが、奥さんがご主人を介護していました。「排泄はどうしていますか?」と聞くと、「朝、近所にいる長男が仕事に行く前に家に寄ってくれて、二人がかりでトイレに座らせて大便を済ませます。そして後片付けをして、介助してベッドに戻して、それから長男が仕事に行く」と言いました。この家では、朝ご飯の後に座ってふん張る、という生理学にかなったケアをやっていたのです。「だれかに聞いたんですか？」と聞くと、「朝しか男手がおらんから」という話でした。これは、私が在宅訪問で経験した実にすばらしいケアで、施設はこういうケアを学ばなければいけないと思いました。

ところが、施設にこの方法を提案しても、すごく反対されました。なぜなら、夜勤明けが二人と早出が一人で、朝食の準備をして、配膳して、食事介助をして、下膳して、日勤の引き継ぎをやらなければいけない一番忙しい時間帯だからです。「とてもそんな時間はありません」「じゃあ、ちょっと条件が悪くなるけど、昼ご飯の後は？」「昼ご飯の後は、私たちが弁当を食べなければいけません」「じゃあ、夕食の後は？」「夕食の後、すぐに帰らないとスーパーが閉まってしまう」と言うわけです。

職員の勤務体制に老人の生理を合わせるというのは、話が逆です。人間の生理の側に職員の勤務体制を合わせなければいけない。朝ご飯を食べた後に、労働力を集中してください。朝食後、早い人はまだ口の中でモグモグしているころに、排便反射が始まっています。遅い人は、食後三〇分くらいかかることもあります。もちろん、人によって違うし、その日の状態によっても違うというのは当然の話です。

日本人は〝大は小を兼ねる〟

ある日、三日間便が出ていないおばあさんに、トイレに座ってもらいました。ちょっと呆けているおばあさんで、「カーテン閉めて踏ん張ってごらん」と言うと、「カーテンを開けといてくれ」と言うのです。認知症の人は、人の気配が消えるとどうも不安になるようです。そこで、見たくもないのですが、開けてそばに立っていました。「ウーン」と踏ん張ってはいるのですが、なかなか出ません。排便のために生活しているわけではありませんから、一〇分くらい頑張ったけど出ないので、「また後にしようか」と声かけて、介助して車イスに座らせました。念のため、便器の中をのぞいたら、大は出ていませんでしたがオシッコが出ていました。それもそのはずで、大は小を兼ねるのです。

ご存じでしょうか。日本人は大を出そうと思ってふん張ると、オシッコが出てしまいますが、西洋人はそうではありません。つまり、彼らは大を出そうと思うと小を我慢できるので、この法則は西洋人には通用しません。でも、日本人のケアをやっている以上は、大を出そうと思えば、たとえ大は出なくても、膀胱が空っぽになるということです。ということは、あと三時間は我慢できるだろうという計算が成り立ちますから、午前中からオムツを外します。三時間経ったら、もう一度トイレに案内して排尿してもらいます。出てないとまた三時間、という形で午前が外れ、午後が外れ、夜「念のため、オムツする、どう?」と言いながら、オムツが外れていきました。

排泄ケアこそヘルパーとデイサービスの仕事

オムツ外しは、大から入ってください。オシッコから入るとちょっと大変です。生理学の教えるとおり、朝ご飯の後に座るということから一日をスタートしていきます。ですから、訪問介護、デイサービスは排泄ケアを中心にやらなければいけないのです。

私がケアプランを立てるときは、朝の三〇分は、「ヘルパーさんの派遣」というのを入れます。朝ご飯を食べた後に行って、排泄のケアをして、デイサービスに行くまでの準備をすることが仕事です。デイサービスの職員が迎えに来たら、そこで引き継ぎます。便が出たか出ていないかをちゃんと連絡して、出ていないときは、車に揺られてデイに行くまでがチャンスです。車に揺られるとどんどん便が下がってきますから、着いたらすぐに座ってもらいます。ヘルパーとデイが連携をとって排泄ケアをコントロールすることで、問題行動の半分以上はなくなります。認知症老人の問題行動の半分以上は、実は三日以上の便秘がつくりだしているからです。

だから、排泄ケアをちゃんとやらずして、認知症ケアなんていうことは成り立たない。それなのに、人間の尊厳を守るとか言いながら、排泄ケアのことを一つもしゃべらない人が多過ぎる。ちゃんと排泄ケアをやれば、認知症老人の問題行動は半分以下になります。これはもう現場で実証されている話です。

排泄ケアは、生活の後始末ではありません。心身ともに落ち着いた生活をするための基本であり、前提です。ところが、それがいま、ないがしろにされようとしていると私は思っています。

オムツ論争は、結果的にオムツ外し派が実践的に勝利していくわけですが、その論争に比べて、いまの事態はものすごく後退しています。オムツ交換は老人にとって屈辱的だから、単価は高いけれど吸収のいいオムツを使って、オムツ交換を一日四回にしましょう、なんていう論理がまかり通るようになってしまったのは、二〇年も前の論争からはるかに遅れていると思っています。その背景に起こっていることについて、第Ⅳ部で触れたいと思います。

第Ⅳ部　市民的人間観から介護の人間観へ

第一章　ウンコ・シッコを人間観の基本に

認知症ケアの最大のポイントは排泄ケア

私は、排泄ケアのことをきちんと書いていない認知症の本は、一切信用しません。どんなに偉い精神科の先生や心理学の先生が書いた本でも、便秘について書いていないとしたら、それは夜勤を一緒に過ごしていないということだし、排泄ケアもやっていないということです。週に一回か二回施設に来て、自分たちの都合のいい認知症のケースだけを見て、記録をとって、本にまとめて書いていると思ったほうがいいです。というのも、認知症老人の問題行動の原因も、大半は便秘だからです。認知症老人の問題行動の原因を「認知症」のせいにしてはいけません。同じように呆けている人でも、どんなケアをしているかで、問題老人にされたり、人気者になったりしているからです。認知症老人が落ち着くかどうかは、脳細胞ではなくて、どんな生活をしているかにある。つまり、私たち介護職が、見たり、聞いたり、感じたりしていることの中にこそあるのです。

問題行動の原因のほとんどは身体の不調です。その不調を、徘徊や不眠、奇声というかたちで表現し、訴えているのです。いわば問題行動とは、老人の身体の不調の非言語的訴えなのです。

身体不調の中でも、大半は便秘です。他には、脱水、発熱などと続きます。認知症というと、精神の問題、脳の問題だとされていますが、老人が落ち着くかどうかは、じつは身体の管理、それも「ウンコ・シッコ」の問題なのです。

このことは『認知症介護』でも、上野

問題行動の原因となる身体不調

① 便秘

② 脱水症状

③ 発熱

④ 慢性疾患の悪化

⑤ 季節の変わり目、とくに冬から春

⑥ 薬

文規さんとの共著『新しい痴呆ケア』の中でもしつこく触れています。下剤や水分摂取、マッサージなんていう方法ではなくて、老人の便秘の大半を占める直腸性便秘の原因、つまり生活習慣を変えることで、便秘も問題行動も消えるのです。それが「排泄最優先の原則」です。障害を持った老人をオムツにしないための介護は、認知症老人の介護にとっても、最も大切なことです。

「バリデーション」よりウンコ・シッコ

こういう具体的なことに問題行動の原因を求めないで、過去の母子関係のトラウマが原因だなんて、いかにも見てきたようなウソを言う人がいます。それに、仮にそうだとしても、本当かどうか検証のしようがありません。そして、対人関係技術で問題行動を押さえようという、「バリデーション」なんていうアメリカ経由の方法論がちょっと前に流行りましたが、それもおかしな話です。

認知症老人は、問題行動をうまくコントロールしてくれる専門家を求めているのではありません。問題行動を起こさなくていい、心身ともに落ち着いた生活を求めているのです。難しいことではありません。朝食を食べて胃に食べ物が入ると、胃結腸反射が起きて糞便を直腸に送り込みます。そこで排便反射が起こる。「食べる」と「出す」がつながっていますから、朝食とその後に労働力を集中させればいい。

「バリデーション」については、『認知症介護』の中で、一章を費やして批判しています。私に言わせると、これは脳細胞に問題を還元してしまう治療と同じ、個体還元論です。さらに、この本ではフロイト主義まで批判していますが、介護職はこういう文章を読んでも難しくてわからないと言って、読むのをやめてしまいます。だからいつも、この章は飛ばしていいから、と私は言っています。

ですから、老人施設ではもちろんですが、在宅ケアでもホームヘルパーやデイサービスを、排泄ケアをするための社会資源として位置づけなければならないのです。

「排泄ケアよりコミュニケーション」という倒錯

ところが、いまの介護界では、偉い人たちが排泄ケアというものの大切さを誰も言いません。人間の尊厳を守るとか、人権を守ると言っている人ほど、排泄ケアのことには触れない。人間の尊厳を守るケアというのは、まず排泄ケアをちゃんとやることだと私は思います。でも、実は逆の傾向が出てきているというのが現在の状況です。「排泄ケアなんかに、一日中、介護職が振り回されるのはかわいそうだから、排泄ケアの時間は少なくして、残った時間で老人とのコミュニケーションを大事にします」なんて、堂々と書かれた本が現れてきました。そういう実践が、日本でいま一番有名になった特別養護老人ホームの本に書かれていたので、私は冗談言うなよ、と思いました。

介護職がやるべきことは、一日中、排泄ケアに振り回されることだと思っています。一番大事なコミュニケーションは、老人の便意や尿意という、体の中の自然からの声に耳を傾けて反応していくことです。そういう基本的なところを、私たち介護職がちゃんとやって、会話は同世代の友だちや、家族や、親戚といった人間関係の中ですればいい。共通した話題もないのに、介護職と会話してどうしますか。目と目を合わせてアイコンタクトをとって、なんてやっても不自然な会話になるだけです。

さらに、こんなことも書いてあったので私は頭にきました。「オムツ交換は老人にとって屈辱的だから、単価は高いけど吸収のいいオムツを使って、オムツ交換を少なくしています」と書いてあった。これは、あるオムツを売っている会社のセールスレディのセールストークです。私は、介護に疲れきった家族がそういうものに飛びつくことは否定しません。でも、介護保険で仕事をしている専門職が、そんな口車に乗ってどうしますか。これでは三〇年前よりもっと遅れているではないですか。

屈辱なのはオムツ交換じゃない、オムツだ

先にも述べましたが、三〇年前には、まだどうやって排泄ケアをすればいいのかわかっていなかったので、オムツ老人がいっぱいいました。でも、濡れたらなんとかオムツを替えてあげたい、とみんな思っていました。だからその後、「随時交換」と「オムツ外し」の論争が起こって、全国の施設の排泄ケアが変わっていったのです。その「随時交換」を訴えていた二十数年前のレベルから、いまははるかに後退している気がします。

考えてみてください。老人はオムツ交換が屈辱なのではありません。オムツが屈辱なのです。これまで七〇年、八〇年やってきた、トイレで排泄するという当たり前の

生活を断念しろ、と言われているわけです。言っておきますが、私はここの施設のケアを否定しているわけではありません。

直接知っているわけではありませんが、おそらく全体的にはいいケアをしているのだろうと思っています。しかし、やっていることがいくらちゃんとしていても、表現されたものは別です。いわば、いいケアがちゃんとした表現に出会っていないために、近代的でスマートな人間観の枠の中でしか、それを表現し得ていないのだろうと思います。だから、排泄という基本的なところでボロを出す。近代的な社会というのは、排泄なんてものを見ようとはしていないのです。

哲学者のミッシェル・フーコーは、「死から逃げることで近代は成立した」と言ったそうですが、介護の世界から同じことを言うならば、「ウンコ、シッコから逃げることで近代は成立した」となるのでしょう。

マズロー『人間性の心理学』の問題点

マズローという人をご存じでしょうか。アメリカの心理学者で、『人間性の心理学』

という分厚い本を書いた人です。マズローという名前は知らなくても、人間の欲求を段階化してみせた人、というとわかるかも知れません。マズローは、人間の欲求を下図のような形で階層化しました。一番下の動物的欲求から、一番上の人間的欲求までを分類し、階層化しました。そして彼は、低次の動物的欲求に留まるのではなく、より高次の欲求に至ることが人間性なんだと主張しました。

私は、ある有名な看護大学の大学院生たちに介護の講義をしていたことがあります。大学院生といっても、看護師はもちろん保健師の資格も持っていて、どこかの学校で教えていたとか、アメリカに

マズローの“人間の捉え方”

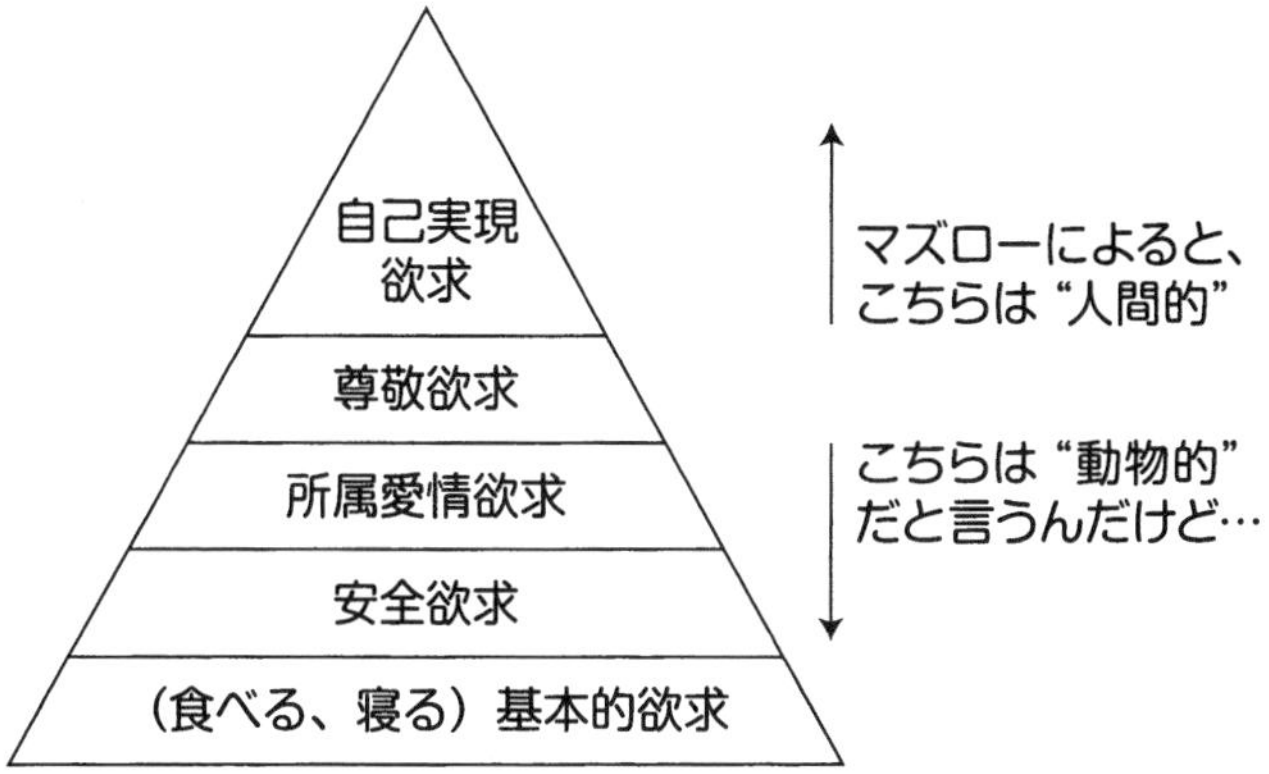

留学していたなんていう人ばかりです。そこで、優秀な看護師たちが、看護というものの意味づけにこの欲求の階層化論を使っていました。

つまり、看護のやっていることは、食事や睡眠、せいぜい安全といった低次の欲求に応えているに過ぎない。でも、それが充足することで次の段階に行くことができて、最後には退院して自己実現できる、だから意味があるのだと言うわけです。

私は、「それはおかしい」と言いました。「そんな意味づけをしているから、看護は老人をケアできないんだ」とも言いましたが、彼女たちには理解できかねるようでした。だってこれは、「行きっぱなしの人間観」です。どんどん上に上がっていくけれど、帰りがない。仏教用語で言えば、「往相」はあるけど「還相」がない、ということになります。帰りとは、老いのことです。

マズローの人間観は、発達過程にはよく合っています。病気からの回復過程にも合っています。でも、人生全体で見ると、片道だけです。いくら自己実現ができた人間性豊かな人でも、年をとればまたもとの動物的欲求に戻っていきます。まさに認知症はその典型で、九〇歳を過ぎれば、ほとんどの人が食べて、出して、寝てという生活になるのです。そんな老人が、再び社会に出て自己実現できるでしょうか。そんなことはできません。だとしたら、「食べて、出して、寝るだけなら、私が生きていることの意味はない」ということになってしまうのでしょうか。

食べて出すことこそ自己実現

自己実現というのは、食べたり出したりの後にあるものなんでしょうか。マズローはそう考えました。看護師さんたちもそう考えました。つまり、食べたり出したりすることは、より重要な自己実現に至るための過程であり、手段に過ぎないのだから、少々犠牲にしてもいいと思ったのです。だからこそ、老人に対して平気でオムツを強制し、平気で手足を縛ることができたわけです。

でも、それは違うと思います。今日、どう食べるのか、ということの中に自己実現はあるのです。今日、どう排便するかの中に自己実現があるのです。もちろん、自己崩壊もそこにあります。トイレでちゃんと排便するか、オムツの中に排便するか、それが自己崩壊になるかどうかの分かれ目です。そこに関わっているのが、私たち介護職です。食べたり出したりすることは、マズローが言うような、低次で動物的なことではなく、最も基本的な人間性です。それを含んでいない人間性とはいったい何なんだ、と逆に問わなければなりません。

第二章　意識の高さより無意識の豊かさ

介護の論理と市民社会の論理

夕方から夜勤で入って、何とか老人たちを落ち着かせて一段落した後、ちょっとお茶でも飲もうかな、という時間帯があります。そう思っていると、寝かせつけたはずのおばあさんが部屋から出てきます。どうやって説明して帰そうかと考えていると、不思議なことに、これがシンクロしまして、廊下の反対側からも、もう一人おばあさんが出てきます。二人が出会うと、もうダメです。噛み合っているのかどうかよくわからない話を始めて、その声を聞いて、眠れないおばあさんがもう一人出てきます。三人になると、もう覚悟しなければなりません。詰め所の中に入ってもらって、こたつに入れて、お茶を出して無駄話をしていると、さすがに眠くなってきます。ここで、「眠そうだから帰ろうか？」と言うと、また目を覚ましてしまい、頑として帰りません。

深夜の二時半くらいになって、そこに布団を二枚ほど敷くと、合宿か何かのつもりでしょうか、三人でくっつき合って、「あしたも早いから」なんて言いながら寝ます。こういうことは、深い認知症を看ている施設では、毎晩のように起こっていることだろうと思います。

一人で寝たい人もいれば、一人では寂しがる人もいます。同じ人でも、一人でぐっすり眠れる日もあれば、寂しくてちょっと人の気配がしないと落ち着かない日もあります。全室個室なんていうのは、介護現場を知らない人たちが決めたことです。

あれは介護現場の論理ではなくて、市民社会の論理です。彼らは「自分たちが入りたい老人ホームを」なんていうスローガンを掲げていますが、その自己中心性に気がついていない。呆けた老人が落ち着けるような施設をつくりたい、というのではなくて、若くて自立した個人であるいまの自分の意識を基準にして、入りたい施設をつくってどうしますか。

市民の「自世代中心主義」

こういうことは、呆け老人をちゃんと知っている人たち、つまり現場で介護をやっている人たちが考えればいいことです。現場の声が反映されていたら、全室個室なんてつくらないでしょう。半分くらいなら個室があってもいいとは思います。私は、四人部屋で引き戸を引けばプライバシーが保てるけれど、開ければみんなと一緒で、人の気配が感じられる、というくらいがちょうどいい。それくらいの距離感が、日本の認知症老人には一番いいと思います。

大阪生野区に「甍《いらか》」という特養ホームがあります。私と一緒に仕事をしている上野文規さんが設計段階から関わってつくりました。ここは個室も二人部屋もありますが、メインは四人部屋で、引き戸を引けば個室になります。個室には全部外に面した窓があるという、極めて理想的な設計になっていて、できたばかりのころ家族や本人がぞくぞくと見学に来ました。全ての部屋を見てもらって「好きなところから入ってください」と言ったところ、四人部屋から埋まりました。個室は最後まで残りました。

秋田県のある特養ホームでは、個室をいくつかつくったのですが、新しく入所した人を個室に入れると、「何でうちのおばあさんを、あんな寂しいところに入れるのか」と、家族が怒ってやって来るそうです。大部屋が空いたらそちらに移してくれというのが、ほとんどの日本の家族の希望なのです。

もちろん私が、いまの段階で施設に入るとしたら個室がいいです。だけど、呆けたときには、いい介護職が、一人のときとみんなと一緒のときの、どちらが落ち着いているかをちゃんと具体的に観察してくれて、判断してくれるのに任せようと思っていますす。だから、いまの段階でそんなことを遺言して、最期まで個室に入れてくれなんて書くとしたら、それは認知症になったときに、自分がいまの自分とは違う、いわば異文化の世界に入っていくということに対して、あまりにも無自覚です。

つまり、全室個室なんて言っている人たちは、老いの世界、認知症老人の世界というのが独自の異文化であるということに非常に無頓着で、自分たちにいいものが認知症老人にもいいだろうという押しつけの論理でやっているだけです。これを私は「自世代中心主義」と言っていますが、自分たちの世代を中心にして、自分たちにいいものは認知症老人にもいいはずだと錯覚しているわけです。

介護はブリコラージュだ

これは何かに似ています。それは、「自民族中心主義」といって、ヨーロッパの人たちがアジアやアフリカに入っていって、そこに存在していた伝統的な文化や宗教を全部ぶっ潰して、無理やりキリスト教徒に改宗させ、幸せにしてあげたんだと思い込んでいたのに似ています。裸で生活している裸族に無理やりパンツをはかせて、病気をいっぱい持ち込んで、「彼らを文明化した」と言っていた当時のヨーロッパ人と全く同じです。

これを「自民族中心主義」と名付けて批判したのは、レヴィ＝ストロースという文化人類学者でした。『野生の思考』という本を書いた人です。あるいは、フィールドワークという学問の方法を確立した人といってもいいでしょう。

フィールドワークという言葉を聞いたことがあるでしょうか。直訳して、「のら仕事」という意味ではありません。書斎で文献を読んで研究するのではなくて、実際に現地に行って、一緒に生活しながらそこで研究するという研究方法をフィールドワークといいます。文化人類学者ですから、アマゾンの奥地だとか、アメリカインディアンの中だとか、そういう「未開」とか「原始」といわれた人たちの中に入り込んでいって、そこの文化を研究するわけです。

西洋の人たちは、自分たちが一番進んでいて、アジアやアフリカは自分たちヨーロッパを目指すべき「発展途上国」なんだ、という言い方をしてきました。これはいまでもそうですが、失礼な言い方です。アジアやアフリカは自分たちを目指しているんだ、というのはなんとも自己中心的です。

レヴィ＝ストロースは、文化相対論ということを主張します。文化というのは、どれが進んでいて、どれが遅れているというものではなくて、それぞれが独自の価値を持っている。それを具体的に明らかにしました。

介護は遅れた世界ではない

彼は、『野生の思考』の中でこう言っています。ヨーロッパ文明は、アフリカやアジアや、たくさんある文化の中の一つに過ぎない。それはすごく豊かだけれども、問題もたくさんある。それは何かというと、工場で大量生産するようになり、ものは画一化し、われわれの思考方法まで画一化されている。さらに労働が非人間化され、分業をやらなければならなくなった。

これはチャップリンの映画、「モダンタイムズ」なんかに典型的に表現されていましたが、そういう非人間的な労働という問題をはらんでいるということです。こういう豊かな近代がはらんでいる問題を解決するヒントはどこにあるかというと、未開とか野蛮と言われている世界の生産様式の中にある、と彼は言いました。それが「ブリコラージュ」という概念です。

私が出している雑誌も「ブリコラージュ」という名前で、いつか自分で雑誌を出すとしたらこの題名にしようと決めていました。いまだに申し込みの電話で、「ブリッコ何とか」とか「グリコーゲンという雑誌がありますか」とか間違えられます。

ブリコラージュというのは「手づくり」という意味でして、大量生産ができない、設計図もない、科学でもない、その辺にある要らないものをかき集めてきて、頭の中にある設計図だけでつくるという行為です。だから、出来上がったものは全部違います。画一的ではないから、個性が丸だしになる。労働は極めて人間的で、抽象性と具体性の両方を持っている。ところが、アメリカ、西ヨーロッパ、日本といった先進工業社会では、もうブリコラージュという労働形態はなくなって、趣味の世界ぐらいにしか残ることを許されていません。

レヴィ＝ストロースは日本が大好きで、何度もやってきました。彼は、日本だけにある、ある制度にすごく感激してフランスに帰りました。日本人はブリコラージュを国全体で大事にしている、と感激したのです。それは一体何かというと、人間国宝、無形文化財です。日本には、刀をつくったり、陶器をつくったりという職人仕事があります。ああいう仕事を制度で保障しているということに対して、彼はすごく感激した。ヨーロッパでは、こうしたものは全部滅びていると言うのです。

私は、ブリコラージュという視点で日本を見たときに、もうレヴィ＝ストロースが感激したようなものは残っていないと思っていましたが、実は残っていたのです。介護がそうです。介護は手づくりです。大量生産ができないし、マニュアルが通じない世界です。介護は個性が丸だしになる、極めて人間的な作業です。

あるとき私は、『野生の思考』を読んでいて、介護という世界は医療や看護に対して遅れているのではなくて、むしろ近代を超える概念、ブリコラージュなんだと気づきました。そのとき、これまで自分の頭の中で考えてきたことと、実際に現場で体を使ってやっていることが、ショートしたみたいにスパークして、認知症老人みたいに興奮して一晩眠れなかったことがありました。

サイエンスよりアートを目指そう

『野生の思考』の中で、私が一番興奮したのは、次のような一節があったからです。つまり、近代というのは科学の時代、サイエンスの時代で、残念ながらブリコラージュはサイエンスにはなり得ない、と彼は書いています。これは私たちがいつもコンプレックスを感じてきたことで、いくらいい仕事をしても学会で発表できない。どうしてかというと、データにならないからです。

だから、医療や看護の側からは、介護には科学性がない、エビデンス（根拠）がないなんて言われてきました。それに対して私は、医療や看護は対象にしているのが「人体」だから科学になるけれど、介護は「人生」を対象にしているのだから科学にならなくて当然だ、と開き直ってきました。ところが、レヴィ＝ストロースは、「ブリコラージュはサイエンスにはなり得ない、だけどアートにはなり得る」と言ったのです。アートとは芸術、技《わざ》です。サイエンスとアートのどちらが大事か、なんて比較することに意味はありません。どちらも大事だからです。

世の中がサイエンス、つまり医療や看護のほうに行けば行くほど、介護は逆にアートを大事にしていけばいい。そのアートとサイエンスがクロスしたところに、老人の生活が立ち上がっていくということを「介護」と呼べばいいのではないか。無理にサイエンスにする必要はないし、無理にデータにして学会で発表しなくてもいい。その代わり、アートに近づけていこう、ということを教えてくれたのが、このレヴィ＝ストロースという人でした。

老いの世界も、民族を見るのと同じように見ていけばいいのではないでしょうか。私たちは、世の中というのは時代を経て、どんどん進歩するものだと教えられ、そう考えてきました。つまり、世の中は右肩上がりにどんどん進歩していくものだという考え方です。

これはいまだに抜け切れていません。一番最先端がヨーロッパ、アメリカ、日本という工業社会で、これらは先進国です。アジアの多くの国々がその後をついてきていて、アフリカはもうちょっと遅れていて、パプアニューギニアとかアマゾンの奥地というのは原始、未開という世界で、それぞれが全て先進国を目指しているんだ、という考え方をしてきました。

共時態的見方をしてみると

このように時間に沿って見る見方を、「通時態的見方」と彼は言いました。これに対して、「共時態的見方」をしようという提案をします。共時態というのは、時間を一緒にするということです。つまり、歴史をどこでもいいから横に切って見れば、どの時代にも、多種多様な文明が並列に存在していて、それぞれがお互いに関係し合っていたわけです。だから、全ての国がヨーロッパやアメリカになれる、あるいは、なればいいということではない。問われるのは、文明と文明との関係なんだということです。

人生というのも、人間の時間の流れというのは、生まれ、成長して、年をとって、あとは死んでいきます。老人問題というのを通時態的見方で見ると、そういう見方になります。つまり、進歩しないで成長が止まり、さらに老化していくことに問題があるという考えです。だから「老人問題」と呼ぶわけです。

ところが、共時態的見方でいくとそうではない。どこでもいいから時間を横に切って見ると、鎌倉時代だろうが、江戸時代だろうが、第二次世界大戦後だろうが、近未来だろうが、成人と、子どもと、老人という三世代がその世界の中にはいつもいた。問われているのは、それぞれの世代が他の世代に対してどう関わるかということです。

老人問題は、年をとった世代の問題なのではなくて、どの時代にも普遍的な、世代と世代との関係の問題なのです。つまり、老人問題ではなくて、「老人」という世代にわれわれの世代がどう関わっていいかがわからないという問題だ、という見方ができるでしょう。そうすると、これはもともと「老人」の問題ではないのです。

「いま・ここ」から出発する介護

ところが、近代というのは通時態的見方が圧倒的に支配してきましたから、すべて進歩していくんだと考えていたわけです。例えば、ダーウィンの「進化論」というのがまさしくそうで、最高の存在である人間を創り出すために他の生物が存在しているかのような見方さえしています。それに対して、いわば共時態的見方である「棲み分け論」というのを提出したのが、今西錦司という日本の生物学者です。

棲み分け論というのは、地球の環境の中のそれぞれの環境に応じた生物が、それぞれ関係し合いながら存在しているんだという見方で、人間もそのうちの一つに過ぎないという言い方をしました。こういう全く新しい見方というのが、日本の学者から出てきたのです。老人の問題も、それと同じように捉えていこうということです。

うちの施設では、敬老会というのはやりませんでした。その代わり、地域でやっている敬老会に希望者を連れて行っていました。毎回七、八人は、自分の地域に帰りたいという人がいたので、車に乗せて連れて行きます。近くの公民館に着くと、町長とか代議士が長々と挨拶をします。私たちはうんざりしているのですが、お年寄りはあいう堅い挨拶は嫌いじゃありません。むしろ形式的なことは好きですから、ありがたがっているのですが、それでも認知症の老人は挨拶が終わるまで待っていません。配られた中に入っているお菓子をボリボリ食べています。

敬老の日に参加してみて気づいたことがありました。やってくる偉い人たちは、挨捗で「お年寄りを大事にしなければいけない」と、みんな判で押したように言うのです。「かつて社会に貢献してこられた方たちだから」とも言います。逆に言えば、かつては立派だったけど、いまはダメだ、という感じです。昔は、よくがんばって社会や家族に貢献したから、いまは大事にしてあげなければいけない、と言うわけです。つまり、「いま、ここ」ということは言わない。

もう一つ、気がついたことがありました。「社会に貢献した」という言い方です。だって、その敬老会に連れていっている大熊さんというおじいさんなんか、社会や家族に一切貢献していないのです。前科何犯で、入れ墨があって、夫らしいこと、親らしいことは一切してこなかったから、特養に入っても面会に来る人はいません。特養に入ってからはもちろん、かつても社会に一切貢献していない。それどころか、いまだに問題老人です。

それでは、そういう人は大事にしなくていいのか。そんなことを言っていたら、介護はできません。いまその人の人生がどうあれ、あるいは過去がどうあれ、「いま、ここ」の老人を大事にしようという論理を手に入れないと、老人介護の仕事は意味づけられないのです。

「介護予防」なんてヘンなことばだ

堀田力さんという方が座長をやっている、厚生労働大臣の私的諮問機関「高齢者介護研究会」から、「二〇一五年の高齢者介護―高齢者の尊厳を支えるケアの確立に向けて―」という調査報告書が出されました。その報告書には、「これからの介護は、人間の尊厳を大事にする介護でなくてはいけない」と書いてあります。ここでもう介護現場はカチンときます。だって、これまでの介護は人間の尊厳を大事にしてこなかった、と言っているのと同じことだからです。

たしかに、ひどいケアはありました。でもそれは、社会の側が寝たきり老人や認知症老人を全部施設に押しつけて、ろくな予算も回さないで、人手がないからそうなっていたというのが本当のところです。だから「あんたたちからそんなことを言われる筋合いはないよ」と言いたくなりますが、まあそれは認めたとしましょう。では、「人間の尊厳を守る介護」とは何かというと、この答えが問題なのです。何を挙げているのかというと、その柱になっているのは「介護予防」と「リハビリテーション」

です。

介護予防というのも変な言葉だと思います。感染予防とか、SARS予防だとか、エイズの予防というならわかりますが、それと同じ使い方をしている。つまり、介護を受けるようになるということは、あってはいけないことだという発想です。

人生の経過を見ていくと、生まれて小さいときには、親や周囲の大人から育児を受けるというのは、当たり前のことです。年をとったら今度は介護を受けるというのも、当たり前です。介護を受けないで死ぬ人もいますが、それは交通事故とか自殺という不自然な死で、自然な死に近づけば近づくほど介護は必要になるのです。

九〇歳にもなれば、みんな要介護です。家族がしっかりしているから、要介護認定を受けていない人も多いけれど、九〇歳になれば普通は自分で自分のことはできなくなりますから、ほとんど要介護老人になります。だから私は、九〇歳を過ぎたら要介護認定なんか5でも4でも何でもいい、好きなのをあげればいいと思っています。

もう一つあります。人生の途中で病気になったとき、これまた家族とか病院関係者から介護や看護を受けるということが、人生に一回か二回かはあるでしょう。でも、これも全て自然の一部、自然過程です。それを「介護予防」なんて言い方をするということは、将来、恐らく「育児予防」なんて言い出すのではないかと、私は勘ぐっています。

「家庭的」の排他性

育児というのは、ある意味では社会の迷惑でしょう。新婚の家庭の二人の甘い生活、つまり家庭的雰囲気を壊すわけです。赤ちゃんは時と場所を選ばず、夜中に突然泣き出すものです。私がSF作家なら、育児しなくていいように、人工保育器の中で大きくなってから社会に送り出すシステムが完成した、近未来社会を描くSF小説をつくるかも知れません。

いや、SF的な話だと思っていていいのでしょうか。そういう無意識が、すでに世の中に蔓延しているような気がします。だって、泣いてうるさいからといって、子どもが親に殺されています。子どもが泣いてうるさいのは当たり前のことなのに、それを許せないのです。グループホームが雨後の竹の子どころか、梅雨のカビのように増えてきました。ひどい話ですが、老人が入所してきて、その夜寝ないからといって追い出すグループホームがあるそうです。もともと、認知症を看る気なんてないのでしょう。

あるシンポジウムで家族が、「呆けがひどくなったらどうするんですか？」と聞いたら、「グループホームは家庭的雰囲気を大切にするところだから、それを守れない方には出ていってもらいます。特養に行っていただきます」と堂々と答えたそうです。「残念ながら、私たちが看れないときには、よそに行ってもらうこともあります」と言うならまだ許せるけれど、そういう人たちは、堂々とそういうことを言いながら施設ケアの批判をしたりなんかする。一体何を考えているんだろうという気がします。

近代の家庭というのは、障害児や精神障害者を施設に追い出し、寝たきり老人を施設に追い出すことで「家庭的雰囲気」をつくってきたのです。そういう意味では、グループホームというのは近代の家庭を介護の世界につくろうとしているわけです。しかし、私は「家庭的雰囲気」では深い認知症老人は看れないと思っています。

人生いろいろ、介護もいろいろ

仙台の「いずみの杜診療所」のデイケアについては、私の出している雑誌「ブリコラージュ」の二〇〇四年四月号の中でも紹介しました。読者からすごい反響があったので、ツアーを組んで見学に行ったりもしました。前述したように、特に立派な建物ではありません。建物は安くつくろうというので、ナショナル・パナホームです。そこに、呆けた老人も、呆けていない老人も、ボランティアも、職員も渾然一体になっています。その中にはピック病の人も三人、四人といます。

職員はピック病の人が出ていこうとしたのを止めて、殴られたりなんかしている。もしこんなことが「家庭的雰囲気」の中で起こっていたら、みんな問題老人で、どんどん追い出されてしまうでしょう。だけど、ここは「雑踏ケア」だから、だれも気にしません。日常が淡々と過ぎていきます。小さい所で落ち着く人もいれば、そこではダメで、雑踏みたいなところがいい人もいる。人間いろいろ、認知症もいろいろですから、介護だっていろいろ咲き乱れなきゃいけない。

だけど、ユニットと個室でなければ認めない、というのがいまの行政のやり方で、本当に画一的なことを現場に押しつけています。人間の多様性というのを見ていない。それは行政だけでなく、世の中全体も、自立した個人以外はあってはいけないものだと思っているようです。それが介護予防、つまり呆けや寝たきりになったら人間の尊厳がなくなるから、そうならないように筋トレしましょうという発想の由来です。

リハビリは未来への逃避

八〇歳を過ぎて筋トレして、どうなるというのでしょうか。六カ月も筋トレを続けられるような意志のしっかりした人なら、もともと大丈夫なはずです。さらに、筋トレでついた筋肉を何に使うのでしょう。それがないから問題なのです。筋トレをやって筋力がついても、老化には勝てないわけだし、また低下したときはどうするのか。死ぬまで筋トレするのでしょうか。

リハビリも然りです。ちょうど重度心身障害児をリハビリの専門施設に入れて、家にも地域にも帰さないで、ずっとリハビリをやらせたのと同じことを、いま再び老人にやらせようとしている。私はリハビリの専門家ですが、こういうリハビリは「未来への逃避」だと思っています。

介護予防というのは、要介護老人にならないようにいまがんばろう、それでも筋力が落ちてきた人は、リハビリで自立した個人に戻してやろうということです。つまり、いずれも「いま、ここ」の生活づくりをしよう、とは言わないのです。マヒや老化のある人に対して、ふさわしい生活を「いま、ここ」でつくっていこうということを誰も言わない。だから、排泄ケアを他人にしてもらわなくていいように、介護予防をしましょう、リハビリをしましょうなんて言うわけです。リハビリをして良くなったら自立するからという、ありもしない「未来」によって、現在問われている切実な課題に応えることから逃げているだけです。

市民社会の狭い価値観が老人と子どもをダメにする

うちの施設で、一番介護が上手いのが山本さん（仮名）という寮母でした。上手いといっても、別に勉強しているわけではありません。腰が丈夫で採用された介護力士士でした。夜勤明けで家に帰ると畑仕事をしているという人でしたから、すごいパワーの持ち主でしたが、この人との特浴介助は楽でした。腰が入っています。丸太んぼを抱えるように「よいしょ！」と運ぶのですが、デリカシーはありません。二人で組んで、ベッドサイドに先に行くと、何も言わずにパッと布団を剥ぐという人でした。

差別用語なんかもバンバン使う人でした。本人の目の前で、「あんたみたいにカタワになったらしまいやね」なんて、平気で言います。私は思わず口を押さえたくなりましたが、でも言われた本人は「そうよのう」なんて言って笑っています。言っているほうも悪気はないし、言われたほうも傷ついていない。本を読んだりしている人間のほうが慌てているだけです。

介護の研修では、介護者は老人を叱ってはいけない、差別用語は使ってはいけない、というようなことばかり習ってきました。だけど、山本さんに差別的なことを言われた老人は、ニコニコしている。どうしてこういうことが起こるのでしょうか。

認知症老人は、しゃべっている言葉の内容は理解していないことが多い。では何を聞いているのかというと、音を聞いている、つまり音声としての言語を聞いているのです。山本寮母は、その音声としての言語がフワッとして母性的なのです。言っている言葉の意味はきついし、怒ってもいるのですが、認知症老人は、そのやわらかい音だけを感じ取っているわけです。ああ、これかと思いました。

普通は逆が多いです。言葉は学校で習った通りやわらかく言うけれど、音としてきついという人が多い。「まあ、お漏らしなすったんですって。よろしいわよ」という感じです。この差です。声の質というのは無意識がそのまま出る。勉強している、していないは関係ない。これはちょっと、なかなか真似できないと思いました。

実際に、山本寮母が夜勤の夜は、問題行動が少ないのです。私は最初、そんなことはあり得ない、夜勤明けで報告していないだけじゃないかと勘ぐったけれど、一緒に夜勤をした寮母に聞くと、「いやあ、山本さんのときは何となくみんな、ちゃんと寝るのよ」と言います。

学校の先生に言わせると、こういうのは人権意識の低い問題寮母ということになるのでしょうが、そんなことはありません。なにしろ、山本寮母は排泄ケアの名人だったからです。

便秘を治せる人が人権を大事にする人

山本寮母は、「三日便が出てないって？　私に任せて」と言うが早いか、乱暴に介助してトイレに連れていきます。トイレに座らせて、カーテンをパッと閉めて、「ふん張ったかな？」と声をかけると、不思議と大便が出る。同じことを人格者の寮母長がやっても上手くいきません。

でも、気持ちはわかるでしょう。カーテンの向こうに人格者がいると思うと、あまりふん張れないですよ。でも、カーテンの向こうが山本さんなら、遠慮なくバリバリッといける。ていねいな言葉を使ったりするよりも、便秘で苦しんでいる目の前のばあさんを助けられる人が、実は一番人権を大事にしているのです。

つまり「人権」と言うとき、人間という概念が、市民社会の側は狭いのです。介護職のほうが豊かです。食べて、出して、寝るという、極めて具体的なところで人間を捉えて、そこを大事にしようというのが現場の人権だからです。意識というよりは無意識で対応しています。だから、意識の高い人は介護に向かない。大体、意識の高い人は排泄ケアなんかしません。

意識の高い低いではなくて、無意識が豊かかどうかが、私は一番大事だと思います。そして、介護現場から見ていると、その人間観をますます狭めているのが、市民社会ではないかという気がします。人間の幅というか、許容量がどんどん狭くなってきている。昔のほうがもっと広かった。

子どもに対しての許容量もどんどん狭くなっていて、明るくて、聞き分けがよくて、友だちがいっぱいいるのがよい子だという、そういう強制力が社会全体を覆っている気がします。子どもたちも、それに適応するのは大変でしょう。

老人に対しても、どんどん幅が狭くなっていて、介護予防をしてがんばって、それでもダメならリハビリを死ぬまでがんばるというような、前向きで積極的な人でないと、もうダメ老人だということになっているのではないでしょうか。その人間観の狭さみたいなものに対して、私たちは介護現場の豊かな人間観というものを、逆に市民社会の側にぶつけていくべきだと思っています。

暗順応していない市民社会

三〇年前に特養ホームという介護現場に入って以来、市民社会の側と介護現場の間には、マジックミラーがあるという感じがずっとしていました。つまり、こちらから向こうは見えるのですが、向こうからはこちらが見えていない、という感じです。介護の時代と言われれば言われるほど、その思いが深くなってきて、向こうからはますますこちらが見えにくくなってきている、という気がします。

マジックミラーという言い方よりは、こちらが暗い社会で、市民社会が光が当たった明るい社会だと言ったほうがいいでしょうか。こちらからは明るい社会が見えるのですが、向こうからは介護現場という暗い社会は見えない。つまり、暗順応していないということです。

映画館に入って、だんだん目が暗いところになれて、ものが見えてくる状態を「暗順応」と言いますが、いま世の中に必要なのは、この暗順応ではないかという気がしています。

呆ける前に遺言を残して、呆けたらこうして欲しいと書いておく、という運動がありますが、あんなのもばかげています。自分が呆けたときにどう思うか、自分の無意識が何を欲しているかなんて、わかるはずがありません。多分、そういう人に限って、「呆けたら死んだほうがいいから早く殺してくれ」なんて書くかも知れません。だけど、死んだほうがいいと思っている認知症老人はいないでしょう。むしろみんな、なんとかちゃんとした生き方をしたいと思っている、と私は思います。

認知症の人に対して、この人は死んだほうがいいと思った介護職はいるでしょうか。そんなことはないでしょう。どんなに呆けていても、この人は生きていくべきだし、なんとか笑顔をつくりだそうと思うのが介護職です。

介護保険が始まって、市民の声が介護の世界に入ってくるようになってから、介護がちょっとおかしくなってきていると私は思っています。介護保険を払っている人の声は聞かなければいけないけれど、全部聞けばいいということではない。変な声は聞いてはいけないはずなのに、「排泄ケアよりコミュニケーションのほうが大事だ」というようなことを言い始める人が、介護現場でも増えてきています。

「人間の尊厳を大事にするケア」と偉そうに言いますが、その中に排泄ケアが入っていないという、おかしな人間観がはびこり始めました。上澄みのような人間観が膨らんできている中で、そういうものをきちんと批判して、ウンコ・シッコというところから、介護の人間観を地に足がついたものとしてつくり上げていかなければいけない、と思っています。

オムツ外し学会に集まろう　～あとがきに代えて～

「オムツ外し学会」が始まった

私がフリーになって「生活リハビリ研究所」を名乗り、「生活リハビリ講座」を始めたのは、一九八五年のことです。一年間を通して受講してくれた人たちの中から、「このまま離れ離れになるのは心残りだ」という声がたくさん出てきて、受講通信を発行することになりました。それが『ブリコラージュ』です。当初、一枚の紙を折ってつくった、たった四ページのこのチラシは、いまでは大手出版社の介護雑誌よりも多くの読者に支持される雑誌になりました。

当時、私は「いつかみんなで集まって学会のようなものをしたい」という夢を持っていました。そして、その夢はすぐに叶いました。東京と広島で始めた「生活リハビリ講座」は、大阪、福井と広がって、多くの受講者が一堂に会する「学会」を、誰もが心待ちにするようになったのです。

講座を始めて三年目の一九八八年、私の地元広島で念願の「学会」を開くことになりました。最初は、「生活リハビリ実践報告会」という名前をつけました。「ちょっと固いな」と思ったので、その下に小さく「オムツ外し学会」という通称のようなものをつけることにしました。配布用のチラシの校正が上がってきて、私は「ウーン」と考えました。そして、正式名称と通称を逆にすることにしました。つまり、「オムツ外し学会」を正式名称にして、「生活リハビリ実践報告会」をサブタイトルにしたのです。

このときの直感は正しかったと思います。というのも、この広告を見たマスコミが、聞いたことのない名前に興味を覚えて取り上げてくれたのです。現場の人たちも、「オムツ外し」と「学会」という意外な組み合わせをおもしろがってくれました。

まるで学園祭のノリ

参加の申し込みがどんどん来ました。東京や神奈川から受講生がどっと広島に集まってきたのです。福井からは、坂本宗久さん（生活介護研究所代表）たちがマイクロバスを一台チャーターしてやって来ました。当時、まだ講座を始めていなかった北海道や沖縄からも、たくさんの参加者が集まりました。こうして、当初予定していた定員は、あっという間に超えてしまいました。でも、定員を超えて応募してくる人たちを、私はとても断る気になれませんでした。だって、自分の貴重な休みを割いて、高い交通費や宿泊費まで払ってやって来るのです。これを断るわけにはいかなかったのです。

あわてて会場を広い部屋に変えられないか交渉したり、レンタルの椅子を手配したりしましたが、それでも参加者は増える一方でした。やむなく会場を一部屋増やして、新しいプログラムを用意して、当日に発表してそちらに回ってもらうことで、なんとか対応しました。

この「学会」が本当の意味で「成功した」と思ったのは、学会の前夜のことでした。会場には、ポスター発表のコーナーというのを設けていました。前日の夕方五時以降にポスターを持参して、早い者勝ちでいい場所をとって貼り出す、というコーナーです。会場のコーナーで待っていると、東京や大阪の講演会場で見慣れた顔の人たちが次々とやって来ました。写真が貼り付けてある模造紙をワイワイ言いながら貼り付けているのです。中には、匿名で施設の内部発表を持ってきた人もいました。岡山から仲間を引き連れてやって来た大熊正喜さん（老健ライフタウン真備）は、それを見て「じゃあ、うちも発表しよう」と言い出し、その場で実践をマジックでポスターに書き始めます。まるで高校時代の学園祭前夜のようでした。

みんなが私の呼びかけをきっかけにして、自発的に嬉々として学会に参加しているのです。もうこれだけで、翌日からの二日間は「うまくいく」と確信したものです。

「オムツ外し」は介護の自立の象徴

私が、「オムツ外し学会」という名前に決めたのは、「オムツ外し」こそ介護職が最初に発見した独自の方法論だと思っていたからです。第Ⅰ部でも触れたように、老人施設は最初、病院を習ってつくられました。介護は看護を真似て始められました。もちろん安静看護です。でも、それでは老人は元気にならないということを、ちゃんと現場は知っていました。なにしろ老人たちは、安静の枠の中におとなしくおさまっているはずがないのです。

最初は、素人のおばさんたちと生活指導員の兄ちゃんたちが、誰も「介護」を教えてくれない中で、無手勝流で関わっていただけでした。ところが、気がついたら病院で着けられたオムツが外れて、トイレやポータブルトイレにちゃんと通うようになっていた。いわば「オムツが外れて」は、介護が安静看護から自立していく、その「象徴」だったのです。ですから、「オムツ外し」といっても、排泄ケアのことだけを指すわけではないのです。

こうして、安静看護から自立していく「介護」の、あらゆる方法論が集まって来ました。「学会」では、「ケース報告」もたくさん出ましたが、私たちは「ケース報告」とは言わないで、私の「関わり報告」なんて呼んでいました。とにかく、「客観的データなんてなくていいから、自分の思いを語ってください」と呼びかけました。

「遊びリテーション」の実技教室は、上野文規さん（現在、元気の素代表）や坂本宗久さんが引き受けてくれました。この講義には参加者が集中し、あまりに大騒ぎするので、会場からは毎回クレームがつきました。STの遠藤尚志さんには、失語症者に参加してもらって集団訓練をしてもらいました。排泄ケア、入浴ケア、食事ケアと、発表する側も聞いている側も、介護現場にいるからこその共通感覚が生じているのを実感しました。

「学会」の参加資格

そもそも「学会」と名づけたのは、従来の権威的な「学会」への皮肉のようなものです。ですから、この「学会」には学会員がいるわけでもないし、事務局もありません。「呼びかけ人」である私と、手弁当で手伝ってくれる人たちだけで運営しているのです。見るに見かねて地元の特養ホーム誠和園の村上廣夫園長が、スタッフを引き連れて手伝ってくれたので、大いに助かりました。

それでも人手が足りないときは、早く会場にやって来た参加者に、椅子や机を運んでもらいます。みんなが、それを楽しんでやってくれるのもおもしろい発見でした。他の「学会」では、参加者はあくまでお客様です。でも、この「学会」では、黙って座っているわけにはいきません。もちろん、会場の後片付けだってみんなでやります。

この「学会」には、誰でも参加できます。ただ、一つだけ「参加資格」があります。

それは「先生と呼ばれないとムッとする人はお断り」というものです。医者だけでなく、ＰＴやＯＴですらそんな人がいるから困ったものです。さすがに、この「学会」にやって来るような医者には、そんな人はいません。当初から参加してくれている医者は、逆にみんな「先生」と呼びたくなるような人ばかりでした。

講師にも条件があります。条件を設けたつもりはなかったのですが、いつの間にか当然のようにそうなりました。それは「学者と文化人は呼ばない」ということです。世の中には、おもしろい学者も、良心的な文化人もたくさんいます。でも、現場の人がこんなにすこぶるおもしろい発表をしたがっているわけですから、わざわざ外から呼ばなければならない理由がないのです。

そもそも「学者」や「文化人」は、言葉が百パーセント近くを占める世界にいる人たちです。たしかに、それはそれで役に立つことはあるでしょう。でも、介護現場というのは、言葉なんて何の役にも立たない世界なのです。だから、両者が共存するのはちょっと無理があると思っています。

みんなが通過する「活動態」

「オムツ外し学会」は、私の地元広島で一九九〇年と一九九二年にも開かれました。この頃になると、参加者はますます膨れ上がり、これまでのような手づくりの運営では難しい状況になってきました。どうしても、頼りになる地元の誠和園の人たちにお手伝いをお願いせざるを得なくなり、ちょっと限界だなと思い始めていました。

このとき、「オムツ外し学会」をちゃんとした「学会」にする、という方法もあったのだろうと思います。役員を決めて、学会員から会費をとって、事務局が運営していくというやり方です。ふつうなら、それを「発展」と呼ぶのでしょうが、私にはそんな気持ちはちっとも起こりませんでした。

というのも、現場から自発的に始まった「研究会」や「学会」が、規模が大きくなるにつれて、「会」そのものが自己目的化し、大学教授やジャーナリストといった有名人講師が登場するようになって、現場の下っ端が発表することがなくなっていくというのを、これまでたくさん見て来たからです。中には「業界団体」になって、自分たちの既得権を守るような活動ばかりになり、最終的に選挙のための「集票マシン」になる、なんていうのもありました。

私が採った方法は、「組織化」ではなく「増殖」でした。「オムツ外し学会」を、各地でいっぱい始めよう、と提案したのです。あくまで手づくりにこだわり、参加者の自発性だけで運営していくためには、小さく分かれて、それぞれが自立性を持った「活動体」、あるいは「活動態」となるしかないと考えたのです。

「活動態」というのは、やりたい人がやるというのが原則です。しかも、やりたいときにやる、つまり、生活や仕事が大変なら、そちらを優先します。「学会」のために犠牲にしたりしないのです。やりたくもないのにやらなくてはいけないのは、仕事だけで十分です。

こうして「オムツ外し学会」は、全国各地に増殖していきました。北海道では、毎年一回、道内各地で持ち回りで開かれ、沖縄では本島に続いて、宮古島、八重山でも開かれています。大阪は、空前の参加者で溢れかえり、東京、福岡、金沢、長野など、大勢の地元の介護職が手弁当で運営してくれて、現在までに、いろんな市や町で、いろんな形で開かれています。

私はこれからも、この「オムツ外し学会」を組織化するつもりはありません。私たちの「学会」を、多くの人たちが通過していってくれればいい、そう思っています。ここを通過したことで、ちょっとでもケアが変わったということがあれば、それだけでいい。この「学会」をきっかけに、人生もちょっと変わった、なんてこともきっとあると思います。

みなさん、もしあなたの近くで「オムツ外し学会」が開かれたら、ぜひ参加してみてください。市民によって「上げ底化」された介護を、「ウンコ・シッコ」の世界に取り戻すために。ただし、一つだけ参加資格があることをお忘れなく。

三好春樹（みよし・はるき）
1950年、広島県生まれ。特別養護老人ホームに生活指導員として勤務後、31歳で理学療法士の資格を取得。35歳で独立し「生活とリハビリ研究所」を設立。近年は、生活リハビリ講座を全国各地で主催する傍ら、年間100回以上の講演活動を行っている。一般社団法人「考える杖」代表理事。
主な著書に『実用介護事典』『完全図解 新しい介護』（講談社）、『介護のススメ！』（ちくまプリマー新書）、『認知症介護』『関係障害論』（円窓社）ほか多数がある。

シリーズ考える杖　**ウンコ・シッコの介護学**　<新装版>

発行日……2023年4月10日　初版第1刷発行

著　者……三好 春樹
発行者……茂木 敏博
発行所……株式会社 円窓社
〒189-0011 東京都東村山市恩多町 3-39-13-101
TEL／042-306-3771　FAX／042-306-3772
http://ensosha.com

装　幀……有限会社 コーズ
印　刷……モリモト印刷 株式会社

ISBN978-4-910822-03-7